TRAITÉ

DE LA

DYSSENTERIE.

TRAITÉ

DE LA

DYSSENTERIE,

Par M. ZIMMERMANN, D. M.,

Membre des Académies de Berlin, de Munich, de Palerme, de Pesare; des Sociétés de Paris, de Zurich, de Basle, de Berne, et Médecin du Roi d'Angleterre a Hanovre.

TRADUIT DE L'ALLEMAND.

Sur une nouvelle édition revue et corrigée par le Traducteur.

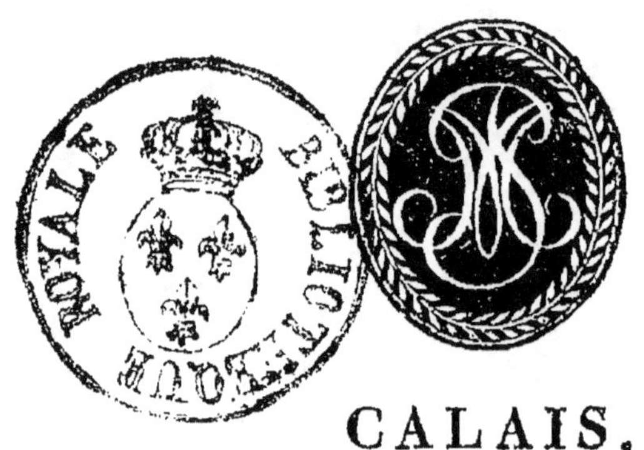

CALAIS,

DE L'IMPRIMERIE DE MOREAUX.

1810.

Dans les maladies chroniques il est dangereux de différer la cure : car le retard en fait
autant de maux incurables.

ARÉTÉE.

PRÉFACE
DU TRADUCTEUR.

L'AUTEUR du Traité de l'*Expérience dans l'Art de guérir* s'étoit fait connoître trop avantageusement, pour ne pas nous faire espérer quelque ouvrage de pratique : on verra par celui-ci avec quelle sagesse il a fait l'application de ses maximes. Il n'a pas à craindre, comme nombre d'écrivains renommés, qu'on lui reproche d'être au lit des malades un homme bien différent de ce qu'il est au cabinet. Éloigné de tout esprit systématique, c'est toujours la nature qu'il interroge et qu'il suit; et s'il parle d'après les maîtres de l'art, ce n'est qu'autant qu'ils ont pareillement su interroger la nature, et la suivre.

La médecine est la partie la plus ntéressante de la philosophie, et celle où il est le plus dangereux de s'appuyer des autorités, si les faits bien constatés et bien vus ne servent pas de base aux expériences qu'on produit pour appuyer un principe. Rien de si aisé que de faire des systèmes. On trouve toujours le moyen de faire parler les autres à la faveur de quelque hypothèse, et l'on ne prodigue souvent l'érudition qu'en pure perte. La nuance de l'erreur entre quelquefois si avant dans celle de la vérité qu'elle touche, qu'il faudroit un Platon ou un Newton pour en apercevoir la limite. Voilà ce qui fait avancer tant d'absurdités en médecine. On critique ce qu'on croit une erreur, et l'on produit pour vérité ce qui n'en a même pas l'apparence.

Toutes les erreurs ne sont cependant pas également dangereuses en médecine. C'est par la nature de la maladie qu'on doit en estimer la conséquence : ainsi, se tromper sur le traitement d'une maladie qui tend manifestement aux plus grands ravages, c'est une erreur considérable. La dyssenterie est une de celles où souvent l'erreur conduit aux plus funestes conséquences, et où il est extrêmement difficile de l'éviter, de l'aveu de notre auteur et des plus grands médecins. *Nullum affectum tantis difficultatibus implicitum invenio, præsertìm in ejus curatione*, disoit l'habile espagnol Hérédia. D'un autre côté, les ravages que fait cette maladie, quelquefois plus terrible que la peste, les assertions contradictoires des médecins tant anciens que modernes, sont des motifs qui doivent rendre le médecin extrêmement circonspect dans la manière de la traiter. C'est sur-tout ici qu'il faut partir de ce principe de Galien : *cognitio morborum est materia remediorum;* principe que Galien a lui-même oublié si souvent par rapport à ses hypothèses. La dyssenterie n'est pas une des maladies sur lesquelles il s'est le moins trompé. Plus occupé de son système, que de concilier les observations qu'Hippocrate avoit produites sans aucun raisonnement, il méconnoît les points les plus essentiels de la cure méthodique, et examine encore moins les espèces, les variétés, les degrés et les complications de la maladie. Mais il avoit adopté les principes de la philosophie péripatéticienne, dans laquelle il n'est permis à aucun philosophe d'ignorer de rien; au lieu que dans celle d'Hippocrate, il ne faut même s'arrêter aux phénomènes qu'autant qu'ils décèlent et constatent la marche de la nature par leur identité incontestable : ce qui est la seule voie qui mène à la vérité.

Ceux qui ont écrit en médecine ont presque tous traité de la dyssenterie. Chacun a vu avec le système de philosophie de son siècle, ou avec les préjugés de ses maîtres. On n'a pas été plus exact les derniers siècles, que l'avoit été Galien, à en marquer les différences génériques et spécifiques. Hérédia même, qui touchoit au temps de Sydenham, et dont la pratique est si saine en général, ne fait que marquer en passant ces différences, sans les examiner. Avant les observations de Pringle et de Monro, personne n'avoit encore rien dit d'assez exact pour faire apercevoir la nature de ces maladies. Depuis quatorze ans environ, plusieurs médecins, sur-tout les allemands et les suisses, ont publié les ouvrages les plus intéressans à ce sujet. Chacun a produit ses observations sur l'épidémie qu'il avoit eu lieu d'observer, et quelquefois

en généralisant le résultat des observations.

Notre auteur, qui exerce la médecine dans un pays où cette maladie fait presque tous les ans les
plus cruels ravages, s'est rendu
plus intéressant que ceux qui l'a-
voient précédé. Moins attentif à la
méthode des écoles et à tous les
systèmes, qu'à bien établir la vraie
méthode curative, il expose d'a-
bord les faits dont il a été témoin
pendant les ravages de la maladie;
ensuite il en examine la nature;
après quoi il détaille sa méthode
curative. C'est en général à cela que
se sont bornés tous ceux qui ont
parlé de la dyssenterie, soit individuelle, soit épidémique. Mais
M. Zimmermann a bien senti que
son travail seroit imparfait s'il se
bornoit à cela. Les épidémies d'une
année, ou même d'une saison, n'ont
pas toujours le même caractère. Il
falloit donc proposer des moyens

de reconnoître ces variétés, tant dans la nature de la maladie que dans le traitement, et rendre, pour ainsi dire, les préceptes généraux, ou du moins en faire voir l'application dans les différentes épidémies. C'est ce que l'auteur a fait dans la seconde partie. Il en examine les genres, les espèces, les variétés; les caractérise par leurs symptômes, en établit le pronostic et la méthode curative, d'après ses différentes observations et celles qu'ont produites les plus habiles médecins. Par-tout il a soin de faire voir les abus où l'on a été concernant le traitement de ces maladies : ainsi cet ouvrage est moins un traité méthodique, qu'un exposé bien raisonné de ce qu'il est possible de connoître de théorie et de pratique sur la nature et le traitement du mal. Il seroit à souhaiter que toutes les maladies fussent présentées de même dans les

ouvrages de médecine. Il est moins
facile de se tromper après des faits,
qu'avec des hypothèses physico-
chimiques, telles que celles qui
font la base des Aphorismes de
Boerhaave.

Je viens de dire que notre auteur fait voir les abus où l'on a été
concernant le traitement de ces maladies. Ce sujet devoit être un des
principaux objets de son travail,
si l'on en considère bien les conséquences. Il faut souvent des siècles pour faire jour à une seule
vérité. On est étonné de voir combien Galien et les médecins des derniers siècles ont mal établi leurs
indications curatives dans les dyssenteries ; mais on seroit moins surpris, si l'on considéroit quelle no-
tion ils avoient de la nature même
du mal. Galien, qu'on lisoit comme
l'oracle de la médecine, qui a toujours suivi les révolutions de la
philosophie, ne reconnoissoit ces

maladies comme dyssenteries, *que lorsque l'un ou l'autre intestin étoit ulcéré;* et depuis lui on avoit défini la dyssenterie *un flux de ventre sanguin avec ulcère aux intestins.* L'auteur des définitions de médecine avoit donné une définition encore plus fautive, en disant que c'étoit l'*exulcération des intestins* avec inflammation, etc : *elcosis meta phlegmones.* Outre que l'effet est ici pris pour la cause, la définition confond encore les espèces, sans en marquer le genre. Arétée admet aussi *des espèces* ou *apparences d'ulcères,* dans sa définition : *ideai ton elkeon.* Celse n'est pas non plus fort exact.

Plusieurs médecins avoient encore du ténesme l'idée la plus abusive, et le regardoient comme *un ulcère du rectum.* On ne peut nier que cet intestin ne soit quelquefois ulcéré à la suite de ces maladies, et même perforé, comme

Avicenne, Vallesius et d'autres
l'ont remarqué; mais, outre que
ces cas sont rares, c'est prendre
la cause pour l'effet, en supposant
que l'ulcère soit la cause de ces envies douloureuses d'aller à la selle.
Ces envies ne viennent que de l'irritation et du spasme subséquent
de cet intestin, fatigué par l'acrimonie des selles, qu'Hippocrate
appeloit *catapsis dpimea*. Les médecins de Breslaw, qui traitèrent si
mal la dyssenterie, ont cependant
bien aperçu la cause prochaine du
ténesme : *Credibile itaque planè
est quòd in dyssenteriâ, à spas-
modico intestini recti motu cre-
bra illa desidendi cupiditas oria-
tur*.

Mais il falloit examiner attentivement plusieurs endroits d'Hippocrate, sans s'arrêter aux inter-
prétations erronées de Galien, et
l'on auroit vu les différences génériques qu'on devoit établir dans

ces maladies. Hippocrate en avoit même aperçu les différences spécifiques, qui doivent se prendre de la nature de la fièvre qui se complique avec la dyssenterie. Il entendoit par dyssenterie, 1° en général tout cours de ventre non sanguin, accompagné de grandes douleurs lancinantes ou spasmodiques. C'est là le sens générique du mot dyssenterie. Morgagni a aussi regardé comme telles ces dyssenteries non sanguines. M. Zimmermann est du même avis. 2° Hippocrate appeloit dyssenterie un flux de sang douloureux, qui vient de l'ouverture des vaisseaux mésaraïques sans que les intestins soient ulcérés. Ce flux est assez souvent critique. Il n'est pas rare dans les épidémies dyssentériques; mais ce n'est qu'une dyssenterie, improprement dite, et on confond trop légèrement ce flux avec celui de l'épidémie. Hippocrate et d'autres ont fait mention de flux de sang critiques qui peuvent être rapportés à celui-ci, ou au flux qui a lieu par l'ouverture du rameau splénique qui se jette dans le rectum. Galien a interprété ce flux dont parle Hippocrate, par flux hépatique. C'est une chimère. D'ailleurs est-il bien vrai que le flux hépatique que reconnoissoient les anciens ait jamais eu lieu ? Cartheuser avertit aussi, dans sa Pathologie, de ne pas confondre le flux de sang mésaraïque, qu'il appelle *cœliaca cruenta*, avec la dyssenterie. Notre auteur rapporte quelques cas qui pourroient bien être de la nature de celui-ci, et non pas une vraie dyssenterie : car j'ai peine à regarder une vraie dyssenterie comme critique, parce qu'elle n'est presque jamais sans l'une ou l'autre espèce de fièvre. Une diarrhée même de long cours n'est pas une dyssenterie, quoiqu'elle puisse le devenir. Il me semble donc qu'on a pris trop légérement pour dyssenterie critique, ou ce flux de sang céliaque, ou des diarrhées un peu vives. C'est sur-tout ce flux de sang qu'il ne faut pas supprimer inconsidérément. 3° Hippocrate appeloit dyssenterie le flux putride qui vient de l'amas de la bile et de la pituite, qui, après être restées quelque temps fixées sur les intestins et leurs vaisseaux, causent des chaleurs internes considérables, et se précipitent enfin avec un sang corrompu: *noxei kai to aima*, dit-il, *le sang est malade* ; d'où résultent des ulcères aux intestins : les selles sont brûlantes, et les malades dans un état presque désespéré, à moins que les sujets n'aient des forces considérables ; mais, ajoute Hippocrate, ils sont long-temps à guérir. C'est la dyssenterie épidémique la plus commune, et celle dont il s'agit particulièrement dans la première partie de cet ouvrage.

Voilà les différences génériques de la dyssenterie, telles que les bons médecins cliniques les ont observées de nos jours. On peut aussi présumer par quelques endroits d'Hippocrate, qu'il a pris pour dyssenterie le flux de sang séreux qu'on a mal à propos appelé hépatique, en l'attribuant à l'engorgement du foie. Ce flux de sang séreux ne vient que de l'acrimonie du sang. Les artères lymphatiques souffrent une vraie diapedèse, et le sang passe avec la sérosité dans les vaisseaux lymphatiques, qui charient alors cette sérosité sanguinolente dans les intestins. C'est ce qu'on a mal à propos appelé flux hépatique : car si ce flux venoit du système de la veine-porte, il seroit d'une nature toute contraire. Quant aux différences spécifiques, on verra dans notre auteur que c'est du caractère de la fièvre qu'il faut les prendre.

La dyssenterie bilioso-pituiteuse est, en général, la plus commune, et celle à laquelle il se joint le plus aisément un caractère de malignité, qui en change aussitôt l'espèce par la nature de la fièvre : notre auteur en fait voir la cause et les effets en habile homme. Quelquefois l'atrabile en est une des principales causes antécédentes. Hippocrate regarde le cas comme mortel; et quelques médecins ont dit en conséquence qu'il falloit abandonner le malade. Mais Cardan a mieux raisonné, en disant qu'*il n'y avoit aucune maladie incurable*, sans doute si elle est traitée à temps. Hippocrate, qui admet même la possibilité d'une coction dans les cas d'atrabile, montre par-là que son pronostic a ses bornes.

Mais revenons aux traitemens abusifs dont parle notre auteur,

relativement à la dyssenterie putride. On avoit remarqué des fièvres
putrides avec des flux de ventre ; et
dans ces cas-ci, on avoit eu recours
aux acides ; on avoit même connu
les avantages des vomitifs. Mais
l'idée qu'on s'étoit faite de la nature de la dyssenterie, d'après Galien et d'autres anciens, avoit em-
pêché de faire l'application du
même traitement dans les dyssenteries de même nature.

Galien avoit cependant donné
occasion de réfléchir sur le moyen
curatif essentiel de ces maladies.
Le sel marin, dont il avoit vu les
plus heureux effets dans les mains
d'un imprudent qui fit aussi périr
beaucoup de monde, faute de raisonner sur la nature et les effets du
médicament, le conduisoit naturellement à l'essayer; mais il se con-
tenta de savoir le fait. Pline avoit
déjà fait connoître l'usage du nitre
ou *natrum* des anciens, dans les

cours de ventre, sur-tout contre le flux céliaque. Ce *natrum* ou nitre dont il parle, étoit un sel marin avec excès d'alcali.

Césalpin remit le sel marin en usage dans les dyssenteries, et y joignit une décoction adoucissante. Argentier, cité aussi par Hérédia, loue beaucoup l'eau salée en lavement, et les eaux minérales acidules en breuvage. Avicenne joignoit le vinaigre aux lavemens anti-dyssentériques ; c'en étoit assez pour entrevoir l'avantage des acides. Hérédia loue beaucoup les eaux minérales acidules, d'après les auteurs qu'il cite. Les médecins de Breslaw disent qu'ils ne connoissent aucun avantage des acides que par ce qui en est dit dans les livres. Nombre de médecins des derniers siècles ont prétendu qu'ils *ratissoient* les intestins, et que leur effet ne pouvoit être que très-funeste, au moins dangereux. On

supposoit un ulcère! M. Zimmermann fait voir ce qu'on en doit
penser par sa pratique.

Galien donna encore lieu aux
plus grands abus relativement aux
purgatifs, pour avoir mal conçu quelques principes très-sensés d'Hippocrate, et n'avoir pas différencié les
espèces et les degrés des dyssenteries. Il ne faut, dit Galien, ni saigner, ni purger dans les flux de
ventre avec fièvre ; et *ceux qui l'ont
fait, ont jeté leurs malades dans
de plus grands dangers*. Mercatus lui-même, si porté à purger
dans presque toutes les maladies,
dans l'état même de crudité, défend aussi la purgation au commencement de la dyssenterie avec fièvre et complication de bile ; d'autres, en très-grand nombre, ont
pensé de même. Quelques-uns ont
prétendu que Galien ne parloit que
de flux critique qu'il ne falloit pas
troubler ; mais cette distinction est

mal fondée, relativement au précepte de Galien. Il avoit dit ailleurs qu'il étoit impossible de rien faire évacuer à l'avantage des malades, au commencement de toutes les maladies, parce que la nature ne produisoit alors que des évacuations symptomatiques; et l'on a conclu, d'après cette maxime, qu'il ne falloit pas imiter la nature, mais au contraire l'arrêter, selon l'esprit du précepte d'Hippocrate, *ta de enantios ionta pavein*. Ce n'étoit pas à ce principe qu'il falloit s'arrêter; il falloit se fixer sur les premiers symptômes de ces maladies, qui indiquent presque toujours un orgasme ou une turgescence considérable. Or dans les cas de turgescence, Hippocrate purgeoit toujours; et il dit expressément que si l'on veut purger dans les attaques dyssentériques, c'est au commencement de la maladie qu'on doit le faire, parce que plus tard il

y a du danger ; c'est-à-dire, selon
Sennert, qu'il ne faut pas attendre
qu'il y ait lésion aux intestins.

D'autres médecins, également
arrêtés par le principe de Galien,
ont néanmoins senti le danger de
s'opposer à ces évacuations naturelles. Ils ont pensé qu'il falloit
commencer par préparer les matières à l'évacuation par des dé-
layans, des adoucissans, attendre
le temps d'une crise, et purger alors.
Mais, outre que la nature, sur-tout
dans ces maladies, est comme ac-
cablée par les matières morbifiques, ou trop abondantes, ou excessivement corrompues, il y a à craindre, en attendant, que l'orgasme
des humeurs n'en fasse passer certaine quantité, et même les plus
acrimonieuses, dans les secondes
voies, ou que le flux ne s'arrête de
lui-même ; ce qui arrive aussi-bien
spontanément que par la mauvaise
manœuvre du médecin, comme

l'observe Alex. de Tralles : *Aut per se, aut ancillante medico ; ita ut phrenetici, aut lethargici efficerentur, doloresque capitis, aut perniciosæ parotides iis excitarentur.* Houlier dit aussi : *Hinc gravior febris incenditur, inflammationes, convulsiones, epilepsiæ fiunt.* M. Z. fait voir dans quelles attaques dyssentériques il faut s'abstenir des purgatifs.

Ceci me conduit naturellement à dire deux mots des astringens, dont on a si fort abusé dans ces maladies. Comme on s'étoit imaginé qu'il ne falloit pas imiter la nature dans des évacuations dyssentériques, parce que c'étoit augmenter le mal, si on augmentoit le cours de ventre, il étoit fort naturel de recourir aux médicamens qui pouvoient arrêter ce flux : *contraria contrariis curantur*, disoit-on ; mais l'absurdité de l'application de cette maxime se fait assez sentir

sans nous y arrêter. D'autres médecins, plus prudens en apparence,
ont voulu employer des astringens
capables sur - tout de résoudre
l'inflammation qu'ils ont supposé
avoir lieu dans toutes ces maladies.
Mais, outre que les congestions
sanguines intestinales n'ont pas toujours lieu dans les dyssenteries, il
est encore plus absurde de proposer, pour résoudre une inflammation, la racine de tormentille,
de bistorte, les coraux, le bol d'Arménie, la terre sigillée, etc. Quel
médecin tomberoit aujourd'hui
dans une pareille inconséquence,
et régleroit ainsi les médicamens
d'après les vues curatives ? On
a osé mettre l'alun et le sel de Saturne en usage pour arrêter ce flux.
Etmuller, toujours prêt à adopter les plus grandes rêveries,
conseille ces deux médicamens
comme extrêmement avantageux.
Sans citer contre cet avis les mau-

vais succès que d'autres en ont vus, la nature de l'alun est assez connue aujourd'hui pour qu'on en sente le danger. Le sucre de Saturne a été des plus désavantageux dans les mains des médecins de Breslaw. Je ne parlerai pas des autres spécifiques que rapporte Etmuller; ils sont trop absurdes pour en faire mention.

Malgré cela, il convient lui-même du danger des astringens. Il savoit qu'une dyssenterie arrêtée mal à propos pouvoit être suivie d'autres maladies mortelles ou très-dangereuses, telles que la pleurésie, l'esquinancie, la paralysie, une inflammation et un ulcère mortel au mésentère.

Nombre de médecins ont aussi blâmé les lavemens dans ces maladies, de peur d'irriter l'ulcère du rectum, qui causoit le ténesme. On sent l'absurdité de ce raisonnement. Je dirai que j'ai vu une dyssenterie

des plus redoutables, guérie principalement par environ soixante
lavemens faits de décoction de
fraise de veau, de cerfeuil et d'un
peu d'amidon. Il faut malgré cela
consulter les circonstances.

Il vaut donc mieux suivre la maxime d'Altomare, qui conseille de
favoriser les évacuations naturelles, sur-tout si la nature est pares-
seuse : *nec integrè videatur judi-
care.* Il conseille encore, d'après
Aétius et Alex. de Tralles, de n'arrêter le cours de ventre que lorsqu'il tend absolument à épuiser toutes les forces du malade, par des
évacuations excessives. On verra la
conduite de M. Z. dans ces cas-là.
Il faut aussi savoir se borner dans
l'usage des purgatifs, et ne pas perdre de vue cette maxime de Baglivi, dont on verra la vérité dans
cet ouvrage : *purgantia namque
cùm sint de genere remediorum
refermentantium, interdùm ma-*

teriem in latibulis quiescentem subditâ quasi face ad actum provocant, et ita febres vel exacerbant, vel duplicant, vel jamjam recedentes revocant. Il est aussi des espèces de dyssenteries où les purgatifs seroient mortels : l'auteur a fait ses réflexions à ce sujet.

Les narcotiques ont été très-vantés dans la cure de ces maladies. M. Z. n'a cependant pas cru aveuglément Sydenham. Il fait voir, au contraire, qu'il n'a eu que trop de raisons de se défier de ces médicamens, ou du moins de ne les donner qu'avec une extrême réserve. Alex. de Tralles, Altomare, Hérédia, etc, quoi qu'en disent les médecins de Breslaw, n'en admettent non plus l'usage que dans les cas les plus urgens. Les conséquences funestes qu'en rapportent plusieurs écrivains dignes de foi et en état de juger des choses, prouvent assez combien

on doit éviter la pratique de Lindanus, qui vouloit qu'on commençât
toujours la cure de ces maladies
par le laudanum. Rivière produit
aussi des cures faites avec le laudanum seul ; mais on peut répondre à
ces assertions par ces paroles de
Lower relativement à une autre
maladie : *nemo præter te, unquam
medicus, id se præstitisse scrip-
sit, aut, opinor, credidit; verùm
hoc tibi et patienti fortunâ melio-
ri quàm praxi contigit.* D'autres
ont joint le laudanum aux sudorifiques, croyant par-là solliciter une
diaphorèse avantageuse en calmant
les douleurs ; mais ce mélange ne
me paroît pas bien vu. Ce sont deux
remèdes contradictoires, dont les
effets ne peuvent être que nuisibles.
Il est vrai que l'opium ou les narcotiques, sans excepter le terrible
Napellus, font suer ; mais c'est
par un effet bien différent de celui
des vrais sudorifiques. Cette sueur

ne vient que du reflux des humeurs qui, ne trouvant plus de passage dans l'intérieur, par la torpeur des parties, sont forcées de revenir à la circonférence. Or les sudorifiques agissent bien autrement. Les narcotiques attaquent décidément le principe vital (1); les sudorifiques le raniment. Les narcotiques n'arrêtent pas les progrès du mal,

(1) Feu M. Roseen, premier médecin du roi de Suède, fait assez entrevoir ce qu'on doit craindre de l'opium, dont il détaille les effets en ces termes : « Les « effets généraux que l'opium produit sur les corps se « réduisent à ceux-ci. Il cause de grandes chaleurs, « rend le pouls très-fréquent, aussi-bien que la « respiration, qui, outre cela, devient encore difficul- « tueuse. Il pousse les sueurs, qui souvent ont l'odeur « du médicament; il supprime les selles, les urines; « rend le visage rouge et bouffi; pousse le sang à la tête, « y cause de la douleur, de la pesanteur; rend les yeux « hagards; cause une espèce de *coma vigil* ou une grande « envie de dormir, mais sans sommeil, et quelquefois « un vrai sommeil, accompagné de songes extraordi- « naires et de beaucoup d'agitation » : tous symptômes qui ne viennent que de la torpeur que ce médicament produit aux parties internes, d'où les humeurs et le sang sont obligés de refluer à la tête, aux membres et à la circonférence. Ce morceau est pris du Traité des Maladies des Enfans, que j'ai traduit depuis la version françoise de celui-ci. On joindra si l'on veut, à cet avis, ceux de MM. Underwood et Armstrong, dont j'ai réuni les deux ouvrages sur les *Maladies des Enfans du pre-* *mier âge.* Paris, 1786, 1 volume in-8°, chez Théo- phile Barrois.

s'il y a quelque lésion aux intestins, et les médecins de Breslaw ont cité Minado en ces termes : *ex opiatorum usu in defunctis vulnera magis putrida et sordidiora.* Aussi, après avoir approuvé la pratique de Sydenham, font-ils une distinction assez sensée; mais on voit, par la suite de leurs réflexions, qu'ils n'entendoient guère l'application de ces médicamens. Sydenham convient lui-même des mauvais effets qu'il en a vus dans le *cholera morbus*, maladie si analogue aux flux de ventre : *ita ut æger, inimico incluso, bello intestino indubiè conficeretur.* Mais dans les cas dyssentériques on a la liberté d'user des deux espèces d'évacuans; et les vomitifs font souvent les trois quarts de la cure, si l'on s'en sert dès l'abord. M. Z. ne laisse rien à désirer sur ce sujet.

Galien a donné lieu aux plus

grands abus sur l'usage de la saignée, par le passage que j'ai rapporté ci-devant ; d'autres ont cru
devoir le suivre sans examen. La
saignée, ont-ils dit, ne fait pas évacuer avec le sang les matières morbifiques de la dyssenterie ; donc elle
est inutile. La fausse idée qu'on avoit
de l'effet de la saignée dans les fièvres putrides, a donné lieu à ce raisonnement absurde. D'autres ont
soutenu l'usage de la saignée, en
disant que ce n'étoit pas pour évacuer les matières morbifiques, mais
pour faire révulsion ; principe également faux : la saignée n'est qu'é-
vacuative. Quelques-uns ont objec-
té qu'en faisant cette révulsion, on
attiroit les matières morbifiques
dans les secondes voies. Hérédia a
traité cette objection de chimère,
et a soutenu l'usage avantageux de
la saignée. Il cite Claudin, qui se loue
beaucoup des effets de la saignée
dans une dyssenterie épidémique

des plus générales ; Houlier, Eus-
tache, etc, pour appuyer son sentiment.

Cælius Aurelianus s'opposoit aussi à la saignée. Hippocrate ne permet non plus de saigner que lorsque le ventre est resserré ; mais le
principe sensé d'Hippocrate ne défend pas de saigner dans le cas de pléthore sanguine, *consentiente æta-
te et viribus*, comme dit Houlier.
Mercurial, Prosper Alpin et d'autres sont du même avis, lorsqu'il
faut calmer l'orgasme d'un sang
tumultueux. Les médecins de Breslaw sont plutôt pour la négative ;
et voici leur raisonnement : « Qui-
« conque considérera à quel des-
« sein la nature dirige le mouve-
« ment du sang, sur-tout vers les
« intestins (dans ces maladies), et
« par quel mécanisme nécessaire
« le sang sort de l'orifice des vais-
« seaux, certainement ne passera
« que très-lentement à faire éva-

« cuer du sang ». Ils citent Sydenham pour appuyer cette réflexion. En supposant, avec Sydenham, que, dans les fièvres, les mouvemens et les excrétions du sang ne soient opérés par la nature que pour délayer et charier les humeurs morbifiques résidantes dans les premières voies, on peut dire aussi que les efforts de la nature ne venant que d'un *nisus* forcé, il est bon de ne pas la livrer à elle-même, parce que l'expérience journalière prouve qu'elle va très-souvent trop loin, sur-tout lorsqu'il survient le concours d'une cause violente qui la détermine nécessairement aux plus grands troubles. Mais, de l'aveu même des médecins de Breslaw, il sort moins de sang, dans les flux dyssentériques, qu'on le croit. Il ne sera donc pas suffisant pour délayer et charier les matières morbifiques, et encore moins pour empêcher l'effet redoutable que leur acrimonie peut faire sur les orifices des vaisseaux : car voilà ce qu'ils ont dû entendre dans leurs réflexions, où ce sont des mots vides de sens. D'ailleurs, s'il est résulté une dyssenterie cruelle pour avoir flairé du sang pourri dans une bouteille, comme M. Z. le rapporte d'après Pringle, que n'a-t-on pas à craindre d'un sang qui ne peut que pourrir promptement dans les intestins par le contact des matières acrimonieuses qui s'y mêlent ? N'est-ce pas même à cette putréfaction intestinale du sang, qu'on doit attribuer presque entièrement la malignité qui survient dans ces maladies, au milieu des épidémies bénignes, sur-tout si le sang vient des intestins grêles ? Outre cela, c'est encore moins par rapport au peu de sang qui sort dans ces flux, que par rapport à la foiblesse résultante de la saignée, qu'on doit la

faire prudemment; et particulièrement pour ménager les forces
de l'estomac, dont les fonctions
sont si nécessaires dans la cure de
ces maladies. Enfin, ce n'est pas
par la quantité de l'excrétion sanguine qu'on doit se régler en général sur l'usage de la saignée. On
voit tous les jours de légères hémorragies causer des défaillances,
et une saignée copieuse ne pas
produire cet effet. En lâchant la
ligature d'une saignée, après avoir
piqué la veine, et en laissant couler le sang à volonté, on est presque sûr de causer une défaillance
au sujet. Il perd cependant beaucoup moins de sang, avant de se
trouver foible, que si l'on avoit fait
une saignée ordinaire. J'ai eu deux
fois recours à cette manœuvre
pour arrêter des hémorragies :
ainsi les raisonnemens des médecins de Breslaw sont mal fondés.
Mais tout leur traitement n'est

guère mieux raisonné. M. Z. fait voir les avantages qu'on peut se promettre de cette évacuation, et les cas où il faut s'en abstenir.

Il me resteroit à parler de l'usage du lait, de l'eau froide et des fruits. L'usage du lait a eu ses partisans. On a prétendu qu'Hippocrate l'avoit recommandé dans les flux dyssentériques, et l'on a cité la maladie d'Eratolaüs au septième livre des Epidémies; mais ce livre n'est décidément pas d'Hippocrate. D'ailleurs l'extrémité où s'est trouvé ce malade, pour avoir fait d'abord usage du lait, prouve qu'il ne lui convenoit pas alors, et que le médecin qui l'avoit ordonné n'étoit pas Hippocrate. Le malade s'en est mieux trouvé par la suite, après les évacuations nécessaires. On a encore cité le livre des Affections internes, qui n'est pas non plus d'Hippocrate, et qui ne sent en rien sa médecine. D'ailleurs l'endroit cité est relatif à une autre maladie, où le lait a été prescrit pour procurer des selles. Mais le plus sûr, c'est qu'Hippocrate le défend expressément dans les cas de selles bilieuses et sanguines. (*Voyez ses Aphorismes.*) Galien, en ce point comme en mille autres, se contredit sans scrupule.

Les modernes l'ont, les uns blâmé, les autres beaucoup loué lorsqu'on y avoit éteint quelque corps embrasé, comme du fer, des cailloux, à l'exemple de celui qu'avoit pris Eratolaüs. Ils ont aussi eu égard à la nature du lait de différens animaux pour adoucir les humeurs, ou pour solliciter les selles. Les uns l'ont écrêmé sur le feu, d'autres l'ont fait bouillir avec de l'eau. On verra ce que l'on doit en penser par ce que M. Z. en dit.

L'eau froide a été recommandée par Arétée et par Celse, qu'on peut voir pour s'instruire des circonstances. Les médecins de Breslaw blâment toute boisson froide. Il est très-sûr qu'il faut entretenir dans ces maladies une diaphorèse continuelle: c'est sur-tout pour cela que M. Lewis loue l'ipécacuanha dans les dyssenteries. Malgré cela, plusieurs médecins modernes ont beaucoup préconisé l'eau froide. Les avantages qu'on en a tirés dans les fièvres malignes et même pestilentielles, devroient au moins donner occasion de réfléchir sur son usage. J'en ai vu des avantages marqués dans les maladies dyssentériques, non épidémiques, à la vérité, mais qui n'en étoient pas moins dangereuses. Les malades en usèrent sur-tout au déclin de la maladie, avec de l'amidon qu'on y avoit délayé; et j'ai vu combien Hérédia avoit eu raison d'appeler l'amidon, *mordacitatum strenuus contemperator*. Quant aux fruits de l'année, voyez notre auteur, qui

les préconise beaucoup, bien loin
de les regarder comme la cause du
mal.

Je ne parlerai pas des spécifiques
innombrables qu'on a proposés
dans tous les temps pour guérir
ces maladies. Le peu de soin qu'on
a eu de distinguer les dyssenteries
des simples cours de ventre, ou d'en
différencier les espèces et les degrés, a donné lieu à ces médicamens absurdes. Il n'en est presque
pas un qu'Etmuller ne propose
avec une crédulité qui n'est que le
caractère de l'ignorance. Les médecins de Breslaw ont aussi eu recours au délire de van-Helmont.
M. Z. en a dit assez pour en faire
connoître le ridicule et le danger.

La dyssenterie est en général une
des maladies qui exigent le plus de
raisonnement et de sagacité, vu ses
nombreuses variétés qui font des
différences essentielles. Quelquefois c'est des fièvres stationnaires

qu'elles prennent leur caractère; mais souvent aussi elles ne tiennent en rien de la nature de ces fièvres, ni même des épidémies fièvreuses de la saison. Elles sont également bénignes ou malignes, après ou avant les chaleurs ou les froids. Ainsi il faut beaucoup de circonspection dans la recherche des causes. Les dispositions particulières des sujets contribuent aussi beaucoup au caractère des attaques individuelles; et un sujet sera même pris d'une dyssenterie de très-mauvais caractère, à cause de la situation de son domicile, etc, tandis que l'épidémie sera très-bénigne. M. Z. a fait les réflexions les plus sensées sur ces différens objets. Il montre aussi combien l'on doit être réservé à admettre un vrai caractère de malignité. Hérédia ne vouloit même pas en reconnoître, dans les fièvres, d'étranger à celui qui peut résulter de la dépravation spontanée des humeurs : aussi fronde-t-il, avec F. Plater, tous ces prétendus alexipharmaques, qui ont été l'idole des médecins des derniers siècles. Quelle vertu avoient les trente feuilles d'or que Fernel ordonnoit à un ambassadeur d'Angleterre, ou les pierres précieuses, qu'on a si judicieusement proscrites de l'usage de la médecine ? Le temps fera voir aux médecins qu'il est encore nombre de médicamens à proscrire, quoiqu'on les prodigue si inconsidérément aujourd'hui dans quantité de maladies; mais souvent l'homme n'est sage que quand il a eu lieu de se repentir de ses erreurs. L'expérience apprendra quels avantages on doit se promettre de l'usage du mercure dans le traitement de quelques dyssenteries opiniâtres. (M. Thomas Houlston, médecin de l'hôpital de Liverpool, vient de proposer, avec éloge, ce médicament. Mais il paroît, par son ouvrage, que les dyssenteries pour lesquelles il a été employé, étoient la conséquence d'anciennes affections du foie, survenues dans des climats très-chauds, et de fièvres de long cours. Son ouvrage, qui est de soixante-douze pages in-8°, *Lond.* mérite attention. Mais ceci sort du plan de M. Z., de même que le cas singulier qui est rapporté dans le recueil d'écrits allemands, sur les maladies de la poitrine et du bas-ventre, publié par M. Eschenbach. Leipsic. in-8°.)

Enfin, pour résumer, la dyssenterie peut être considérée comme individuelle ou épidémique; comme cours de ventre, ou comme excrétion sanguine. Comme cours de ventre, c'est par les causes, et par la fièvre qui s'y joint, qu'on doit en déterminer le caractère et le traitement, en observant que c'est un effet avantageux de la nature qui cherche à sauver le sujet. Comme excrétion sanguine, ce n'est que dans des cas très-rares qu'elle n'est pas dangereuse ; parce que toute hémorragie qui arrive par des voies extraordinaires ne vient que de violence, et est conséquemment mauvaise ; tant en elle-même que par ses suites, au moins à parler généralement. Comme cours de ventre, elle n'exige que les règles de prudence nécessaires pour conduire les efforts de la nature, de manière que les sujets n'évacuent rien que de nuisible, et qu'ils soutiennent bien ces évacuations. Comme excrétion sanguine, il faut apporter toute son attention à en prévenir les suites, ou à l'arrêter sans violence et à temps convenable. Tel est en deux mots l'objet des réflexions de M. Z. J'ai cru ces réflexions préliminaires nécessaires, pour me dispenser de joindre, en plusieurs endroits, des

remarques sur différens articles
controversibles en apparence, faute
d'avoir prévenu de ce que d'autres
médecins ont pensé avant l'auteur
de cet excellent ouvrage. Le grand
point, *c'est de saisir à propos toutes les circonstances des maladies
et des médicamens*, disoit Hippocrate : *mega to poson eustoxos
es dunamin zunaiposmoden.*

FIN DE LA PRÉFACE.

« Lᴀ première édition françoise
« de cet ouvrage étant épuisée, je
« donne celle-ci (1), dans laquelle
« j'ai corrigé avec le plus grand soin
« nombre de fautes très-graves qui
« s'étoient glissées dans la précé-
« dente, particulièrement dans les
« doses et la dénomination de
« quelques médicamens.

« Le discours précédent ayant
« été bien reçu du public, je n'y
« ai rien changé que quelques mots
« de style. Le journal qui s'im-
« prime en suédois à Stockholm,

______

(1) Cet avertissement, ainsi que la préface précédente, sont placés en tête de la *Nouvelle édition
revue et corrigée par le Traducteur*, imprimée à
Lausanne en 1794, chez les Libraires associés,

« depuis 1781, sur la médecine et
« l'histoire naturelle, présente
« quelques observations relatives
« à la dyssenterie. Mais ce ne sont
« en général que des faits assez par-
« ticuliers. Ce que j'y ai lu sur
« l'usage du verre d'antimoine,
« prouve combien ce médicament
« exige de prudence.

Lefebvre de Villlebrune.

AVERTISSEMENT.

Sur l'avis de plusieurs médecins accrédités, le mérite incontestable du Traité de la Dyssenterie par M. Zimmermann m'a déterminé à suppléer, dans un pays éloigné de la patrie de l'auteur, à la rareté de son précieux ouvrage. Dans ce dessein, j'ai choisi un exemplaire de l'édition de Lausanne, de 1794, revue et corrigée par le traducteur.

C'est la copie exacte de cet exemplaire que j'offre aujourd'hui au public; et les épreuves en ont été conférées par des personnes de l'art. J'ose donc espérer

que, sous le rapport de la correc-
tion typographique, comme sous
le rapport de l'exactitude la plus
scrupuleuse, mon édition ne sera
pas moins bien accueillie que l'a
été celle de messieurs les Libraires associés de Lausanne,

Moreaux.

TABLE DES CHAPITRES.

PREMIERE PARTIE.

SECONDE PARTIE.

FIN DE LA TABLE.

TRAITÉ
DE LA
DYSSENTERIE.

PREMIÈRE PARTIE.

DE LA DYSSENTERIE ÉPIDÉMIQUE.

CHAPITRE PREMIER.

Des lieux où cette Maladie s'est manifestée.

La dyssenterie a fait ses ravages cette année (1765) dans le canton de Berne, dans le landgraviat de Thurgau, et en différens endroits de la Suisse et de la Souabe ; elle a été très-considérable dans les pays autrichiens limitrophes de nos cantons. Elle se montra dès le mois de juin à deux lieues de chez moi, dans un village du district de Wilden-stein , canton de Berne, et y régna jusqu'au mois d'août. En juillet et août elle se manifesta à Brugg, et fut assez violente dans le district de Murten, allié de Fribourg. Le district d'Arwangen en fut attaqué au mois d'août ; et, quinze jours après, elle parut dans la ville d'Arau. Quantité de personnes se sentirent attaquées de cette maladie les unes après les autres dans cette ville, vers la fin de ce mois, et cela en très-peu de temps. Il en réchappa un grand nombre ; mais il en mourut aussi beaucoup, et presqu'en même temps. On ne compte dans Arau que dix-huit cents habitans ; annuellement il n'y meurt que quarante à cinquante personnes ; mais, cette année, depuis août jusqu'en octobre il y est mort soixante-quatre personnes.

Au commencement de septembre la dyssenterie se manifesta avec assez de violence dans les pays du district de Wildenstein qui avoisinent notre province ; elle n'y avoit pas paru auparavant. Les paroisses de Densburen, de Thalhein et de Rein, en furent attaquées dans plusieurs villages de leurs dépendances. Ce fut vers le milieu de septembre que la maladie y monta au plus haut période, comme par-tout ailleurs. Elle passa de temps à autre à Brugg , fut peu considérable à Kœnigsfeld et dans le marquisat de Baden. Vers le milieu d'octobre la maladie ne régnoit plus dans le district de Wildenstein ; cependant on y voyoit encore çà et là quelques malades. Il y eut en général dans ce district deux cent vingt et quelques malades depuis juillet jusques en octobre, et il en est mort cinquante-cinq.

Dans les premières semaines de septembre la dyssenterie fit les progrès les plus rapides dans le district de Biberstein, et dans le comté, très-peuplé, de Lentzbourg. Elle fut aussi considérable dans ceux de Murten et d'Arwangen. De trois cent vingt-sept malades qu'il y eut dans six villages de celui de Murten depuis juillet jusqu'en novembre, il en est mort cinquante-six ; et quarante-sept sur deux cent quarante-sept qui en furent attaqués dans onze villages de celui d'Arwangen, depuis août jusqu'en novembre. Dans celui de Biberstein, il en est mort cinquante-quatre sur deux cent sept qui en furent pris dans trois villages, en septembre et octobre. Sur mille quatorze malades de trente et un village, il en périt trois cent huit dans le comté de Lentzbourg.

Le canton de Zurich ne s'en est ressenti que dans le district de Knonau. Elle avoit déjà attaqué ce pays l'année précédente, et s'étoit portée du nord-est au sud-est. Cette année elle y a commencé où elle avoit fini l'année précédente, et a suivi la même direction, de sorte qu'elle a attaqué les endroits qui avoient été épargnés. On ne s'en est pas aperçu dans les autres parties de cet heureux canton ; il n'y eut même, dans la ville de Zurich, que quelques personnes attaquées de dyssenterie, et une ou deux personnes en moururent.

La ville de Soleure et les environs en furent attaqués vers la fin d'août, ce qui dura jusqu'à la mi-novembre. De cent soixante malades il en est mort trente.

La maladie se manifesta à la mi-août dans le landgraviat de Thurgau. Elle y attaqua d'abord les habitans de la partie la moins peuplée du nord de l'Otten-berg ; elle y fut des plus dangereuses. La maladie se manifestoit dès l'abord avec les symptômes les plus mauvais ; les malades en mouroient presque tous, et en peu de jours, s'ils n'observoient le régime le plus strict. Insensiblement le mal se porta dans la partie la plus peuplée de l'Ottenberg, et y fit des progrès si rapides, qu'il n'y avoit presque pas une maison où deux ou trois personnes n'en fussent attaquées ; et en général, dans la plupart des familles, il restoit à peine une ou deux personnes en état de secourir les malades : l'épidémie y fut terrible. Comme ces gens ne voulurent s'astreindre à aucun régime convenable, la plupart moururent de cette épidémie. A la fin ils se rendirent aux remontrances, quand ils entendirent la cloche des morts bruire sans cesse autour de leurs maisons. La violence du mal diminua à proportion que la chaleur diminuoit, et les morts ne furent plus si nombreux ; on cessa enfin de perdre des malades. Vers le milieu de septembre la ville de Frauenfeld en fut attaquée, avec quelques châteaux et quelques villages. La maladie y dura jusqu'au commencement de novembre.

Le nombre des malades et des morts fut très-considérable dans les dépendances de Thurgau. Sur trois mille cinq cents habitans qui composent les communes de Burglen, Weinfelden et Marstetten, il y eut près de deux cents malades, dont il mourut cent cinquante. Sur seize familles, il mourut, à Cingenhar, treize personnes. Dans les paroisses de Sulgen et Berg, qui contiennent plus de quatre mille habitans, il mourut, depuis le 8 septembre jusqu'au 8 novembre, cent quatorze personnes, dont les trois quarts du sexe masculin. De ces morts, il y en eut cinquante-un de six ans, vingt-sept depuis sept ans jusqu'à quinze, vingt-six depuis seize ans jusqu'à cinquante, et quatorze depuis cinquante-un an jusqu'à soixante-quatorze. Enfin cinq communes perdirent deux cent cinquante-huit personnes.

En Souabe, la maladie commença vers le milieu de juillet dans Ravensbourg. Il y avoit déjà à la fin du mois plus de cinquante personnes de malades. Les choses semblèrent ne pas aller plus mal en août, au moins le nombre des malades n'augmenta-t-il pas; mais vers les jours caniculaires, le mal devint extrême avec la chaleur. Le nombre des malades augmenta tous les jours jusqu'au milieu de septembre, où il commença à diminuer, et cessa entièrement au commencement d'octobre. Tous les endroits situés au nord et à l'est de Ravensbourg en furent exempts ; tandis que tout ce qui étoit au sud et à l'ouest en fut plus ou moins attaqué. Cette ville fut la limite du mal, il n'y eut même qu'une moitié de la ville qui s'en ressentit ; dans l'autre il y eut des rues entières où l'on ne s'aperçut de rien, et le mal ne se montra que çà et là dans quelques maisons de cette seconde partie de la ville. Il y eut au moins deux cents malades dans Ravensbourg ; et dans les dépendances le nombre des malades fut aussi très-considérable.

Nous voyons donc que la dyssenterie commença en juin, monta à son plus haut degré en août et septembre, commença à décroître par-tout vers octobre, et cessa, en grande partie, au milieu de ce mois. Cependant au milieu de novembre quelques personnes en étoient encore attaquées ; je vis même vers la fin de novembre, et en janvier de l'année suivante, quelques gens pris d'une dyssenterie bénigne dans le plus grand froid. Ce fut aussi vers le même temps, et dans la même constitution de l'air, que ce qu'on appelle chez nous fièvre putride, et la pleurésie putride, commencèrent à se manifester avec

violence à Lausanne, se portant au loin,
jusques chez nous, et s'étendant même
dans les provinces des pays autrichiens et de la Souabe qui confinent aux
nôtres.

CHAPITRE II.

Description de la Maladie par ses symptômes.

Nombre de personnes étoient attaquées
sans le moindre signe précurseur, sur-
tout dans les cas dangereux ; dans d'autres, la maladie se faisoit pressentir,
et quelquefois elle venoit par degré.

Les sujets le plus dangereusement
malades, éprouvoient d'abord un froid
universel qui duroit plus ou moins,
quelquefois long-temps, et devenoit
considérable. Quelques-uns ne sentoient qu'un léger frisson ; il revenoit
quelquefois dans le cours de la maladie
et se changeoit en une chaleur assez
grande. Tous éprouvoient une prostration extrême à la première attaque
de la maladie ; mais c'étoit sur-tout dans
l'épine du dos et dans les lombes,
qu'ils sentoient cette foiblesse. Les dou-

leurs de ventre se firent sentir avec une extrême violence dès le commencement : les évacuations ne suivoient pas aussitôt chez quelques-uns ; plusieurs étoient d'abord très-resserrés , sentant de grandes douleurs d'estomac, et se trouvant plus mal que ceux qui devoient aller à la selle dès l'abord.

Presque tous se plaignoient dès le commencement, d'amertumes dans la bouche et de continuelles envies de vomir. Nombre de malades vomissoient, immédiatement après le frisson, une matière bilieuse. Le vomissement devenoit extrême chez quelques-uns dès le premier jour, et ils se sentoient soulagés. Chez plusieurs autres , l'envie de vomir avoit lieu dans les progrès de la maladie ; et ils étoient soulagés par le vomissement jusqu'au quatrième jour. Ceux qui, dès le commencement, eurent recours au vin ou à d'autres choses échauffantes, rejetèrent tout pendant plusieurs jours, se plaignant de mal de cœur, et se trouvèrent dans le plus grand danger.

Le frisson étoit suivi de chaleur ; et, dans les cas les plus dangereux , quelques malades éprouvoient un très-grand mal de tête. La fièvre, dès l'abord, paroissoit fort traitable dans la plupart des malades ; mais elle devenoit toujours plus considérable dans le cours de la maladie. Dans les cas d'un extrême danger elle étoit quelquefois imperceptible, et le pouls infiniment foible ; quand il n'y avoit pas ce grand danger, la fièvre étoit souvent très-forte. Je m'aperçus dans quelques malades d'un trouble total dès le commencement ; dans d'autres, d'un assoupissement permanent : or, c'étoient les enfans sur-tout qui se trouvoient dans ce dernier cas, lorsqu'il y avoit un grand danger. Quelques personnes, après une légère attaque, se trouvoient dans l'état le plus critique ; peu avoient la fièvre dès l'invasion. Les selles étoient encore jaunes au troisième jour, et peu fétides ; mais après ce période la bouche devenoit amère, et la violence de la fièvre augmentoit en raison de la plus grande variété des couleurs des selles (1).

Je trouvai toujours les selles délayées, mais, souvent aussi, glaireuses. Dans beaucoup de sujets elles étoient sanguinolentes dès le premier jour, dans d'autres, plus tard. Dans les cas dange-

____

(1) Voyez Aphorism. sect. 4, 21.

reux, les plus petits enfans même rendoient dès l'abord beaucoup de sang
caillé; et j'ai vu des enfans lâcher sous
eux une grande quantité de sang les
premiers jours. Bientôt après il paroissoit alternativement une matière toute
verte. Dans la plupart les selles étoient
en même temps blanches, rouges,
jaunes, brunes, vertes, et quelquefois
noires, très-souvent d'une odeur putride et quelquefois toute cadavéreuse.
Dans ceux qui ne prirent aucun médicament, les selles restèrent huit jours en-
tiers toutes blanches, et sans douleurs;
et ensuite huit jours rouges, avec les
plus vives douleurs; après cela, rouges,
blanches, et peu douloureuses pendant
plusieurs semaines.

Les malades le moins en danger alloient à la selle vingt fois le jour, quelques-uns jusqu'à quarante et cinquante
fois. J'ai sauvé quelques malades qui
avoient été jusqu'à près de deux cents
fois à la selle en douze heures; et leurs
selles étoient même si abondantes,
qu'ils s'imaginoient rendre leurs intestins dissous. Les douleurs de ventre
étoient toujours plus violentes avant
les selles, et c'étoit un avantage de les
voir cesser après les évacuations. Dans

quelques malades elles étoient excessives; mais, dans les cas dangereux, elles mettoient les malades au désespoir. Il s'y joignoit, dans le cours de la maladie, une vive douleur dans l'épine du dos, quelquefois une ardeur d'urine, et, presque dans tous les sujets, un ténesme.

Dans les cas les plus critiques, la poitrine étoit serrée. Je remarquai partout une perte d'appétit et des insomnies continuelles. La plupart avoient une soif inextinguible. Presque tous étoient obligés de garder le lit par leur extrême foiblesse. Quelques-uns cependant se soutenoient encore hors du lit, et, dans les légères attaques, les sujets alloient et venoient. Beaucoup suoient, mais en vain.

Les attaques dangereuses duroient quelquefois quatorze, seize jours, surtout quand on ne pouvoit pas solliciter les évacuations convenables les premiers jours; néanmoins la plupart de mes malades se rétablirent en cinq à six jours. Dans quelques sujets qui avoient été violemment attaqués, il arrivoit une paralysie à la bouche, à la langue; dans d'autres, à toute la partie inférieure du corps; dans quelques-uns, elle étoit universelle au moment même où la maladie paroissoit comme ne plus exister. Je vis, dans un seul sujet, une chute du *rectum* après la cure la plus heureuse. Mes malades n'ont point éprouvé de récidives, sinon un seul sujet qui en éprouva deux : la première, par un mouvement violent de colère ; la seconde, pour s'être levé la nuit, et être sorti dans la rue plusieurs fois par une pluie considérable.

Les malades attaqués le plus dangereusement étoient pris d'une vraie fièvre miliaire. Ils eurent en même temps des abcès sur le corps, lorsque la maladie étoit montée au dernier période , s'ils avoient négligé les évacuations nécessaires. Le plus grand mal qui arrivoit aux petits enfans dans les cas critiques, étoit un spasme et un retirement de nerfs, qui avoient lieu dès le commencement ; ces enfans en perdoient même toute sensibilité.

Lorsque la maladie tournoit à la perte des sujets, les douleurs ne cessoient pas après les selles ; elles devenoient plus aigues d'un jour à l'autre ; les selles étoient toujours abondantes ; il survenoit un hoquet et le ventre se gonfloit : pour lors plus de douleurs.

La mort terminoit tout (particulièrement pour ceux qui avoient bu du vin),
le cinquième, huitième, neuvième,
quatorzième jour, ou plus tard.

Il survenoit aussi un danger extrême
pour ceux qui, dans les cas critiques,
avoient pris des médicamens au commencement de la maladie et les avoient
aussitôt quittés. Quoiqu'ils parussent
se rétablir sept à huit jours après, la
maladie devenoit néanmoins fort longue, s'ils n'en mouroient pas. Nombre
de ceux qui ne prirent aucun médicament eurent une petite dyssenterie
très-longue, des coliques, un ténesme,
rendoient même du sang dans leurs
selles glaireuses; ils éprouvèrent un
grand abattement dans tous les membres, des frissons fréquens, de grandes
sueurs, des indigestions, une oppression
d'estomac, pour peu qu'ils mangeassent.
Quelques-uns se sentirent une goutte
vague ; d'autres, et même des enfans,
devinrent hydropiques ; et plusieurs
eurent long - temps les pieds enflés.
D'autres, en qui le mal paroissoit vouloir cesser, eurent à la suite une vive
douleur dans les lombes et des spasmes
permanens.

Les attaques les plus légères se mani-

festoient par une lassitude, un frisson,
une envie de vomir, des coliques plus
vives, des selles peu abondantes et
moins douloureuses. Les selles étoient
en grande partie blanches; les alimens
sortoient cruds; quelques jours après
il y paroissoit du sang, au moins on
en voyoit quelque teinte légère.

Au commencement ou à la fin de
l'épidémie, et sur-tout le long des limites où elle se porta, quelques sujets
n'éprouvèrent que de violentes coliques
qui durèrent cinq, six, et quatorze
jours, sans cours de ventre. Les malades,
au contraire, étoient plutôt constipés.
Je trouvai cependant leurs selles assez
mêlées de sang, et blanches comme du
pus, dès que je leur eus fait prendre
des purgatifs; et ceux qui négligèrent
ces médicamens furent enfin pris de la
plus violente dyssenterie.

Nombre de sujets n'avoient qu'un
cours de ventre douloureux, qui ne
duroit que quelques jours chez la plupart; leurs selles me parurent cependant bilieuses et écumeuses. Je vis un
pareil cours de ventre durer six semaines dans un petit garçon. Je ne lui prescrivis aucun médicament, pensant que
ce dévoiement le guériroit d'une autre

maladie qui lui revenoit tous les ans ; et je ne me trompai pas.

Quelques-uns de ceux qui ne furent pas pris de la maladie où elle régna, mais qui avoient soigné les malades ou demeuré dans les mêmes maisons qu'eux, furent attaqués, après l'épidémie, de nombre d'abcès à la poitrine, sous les bras, aux genoux et aux jambes ; quelques-uns en eurent même sur la tête et par tout le corps ; d'autres eurent des vessies blanches au lieu d'abcès ; cependant aucun d'eux ne fut tenu au lit.

Tout ce que je rapporte ici, d'après l'attention la plus sérieuse sur les objets de l'art de guérir, n'est pas uniquement ce qu'on a observé dans cette terrible épidémie : d'autres de nos médecins ont encore remarqué différens symptômes ; mais ceci suffit au but que je me propose.

CHAPITRE III.

Exposition de la Maladie par sa nature.

Les observations qu'a faites Sydenham sur la dépendance mutuelle des épidémies d'une année (1), se trouvèrent entièrement vraies cette année-ci : car la dyssenterie accompagnée de fièvre putride se manifesta après nombre de fièvres de cette nature.

Nombre de sujets avoient été attaqués de fièvres putrides, sur-tout dans le canton de Berne, depuis la fin de 1764 jusqu'à pâques 1765, et même plus tard. Cette fièvre avoit presque toujours son siége sur la poitrine, et c'étoit une espèce de pleurésie ; quelquefois cependant elle faisoit abcéder le foie , ou laissoit une grangrène dans les intestins ; on a même trouvé le cœur enflammé et gangrené dans quelques sujets. Ce dernier cas étoit rare ; c'étoit en général sur la poitrine que se jetoit la maladie.

Le conseil de santé de Berne a cherché à sauver quelques milliers de sujets, en y envoyant des médecins , et l'on en a réchappé un assez grand nombre vers le printemps. La maladie se porta du canton de Berne dans celui de Soleure, dans le même temps ; la terreur l'y avoit devancée. Il mourut un dixième des malades dans celui de Soleure ; et en

____

(1) Voyez Aphorism. sect. 3, 7, de mon édit.

juin 1766, je remarquai encore différens
sujets pris de maux lents et opiniâtres.
La maladie parut dans nos contrées en
avril et mai 1766 ; et je vis encore en
juin quelques fièvres putrides dans le
même temps, et dans les mêmes villages
où se manifesta d'abord la dyssenterie.
La même chose étoit arrivée en 1755 aux
environs de Lausanne : la dyssenterie y
étoit devenue épidémique en automne,
après le décroissement de quantité de
fièvres putrides.

La ressemblance qu'il y eut entre
notre dyssenterie et les fièvres putrides
antécédentes, se voit assez par la ressemblance des symptômes des deux maladies, par celle de la méthode curative
qui a le mieux réussi dans les deux maladies, et même par la ressemblance
des effets qui suivirent les fautes que
l'on commit dans l'un et l'autre cas.

Les fièvres putrides attaquèrent si subitement, en mai 1765, les enfans et
les adultes de nos environs, que d'un
moment à l'autre ils étoient bien por-
tans et très-malades. J'ai néanmoins
remarqué, quelques jours avant l'attaque proprement dite, un grand sentiment de froid aux pieds et aux mains,
un frissonnement ; mais en général l'at-

taque étoit subite : c'est ce qui arriva aussi dans la dyssenterie. Dans les fièvres putrides, tous les malades violemment attaqués eurent dès l'abord un frisson général qui duroit plus ou moins, quelquefois long-temps et très-fort; plusieurs n'en sentirent qu'un léger ; d'autres ne le sentirent que dans le cours de la maladie, de temps à autre, et il y avoit une alternative de chaleur. Il en fut de même dans la dyssenterie. Dans les fièvres putrides, tous éprouvèrent un abattement extrême, à la première invasion de la maladie, mais sur-tout à l'épine du dos et aux lombes. Il en fut de même dans la dyssenterie.

Dans les fièvres putrides, tous se plaignirent, dès l'abord, de l'amertume de la bouche et d'envies continuelles de vomir; nombre de malades vomirent après le frisson une matière bilieuse ; dans quelques-uns le vomissement étoit excessif dès le premier jour; ils en étoient soulagés ; et plusieurs eurent aussi envie de vomir dans les progrès de la maladie. Cela arriva dans la dyssenterie. Dans les fièvres putrides, le frisson étoit suivi de chaleur, et très-souvent d'un mal de tête extrême : la fièvre paroissoit d'abord modérée dans la plupart

des sujets, quand ils ne s'échauffoient
pas avec du vin ou de l'eau-de-vie;
mais dans le cours de la maladie elle
devenoit plus considérable. Dans les
attaques les plus violentes, la fièvre
étoit sourde, trompeuse, indétermi-
nable; le pouls étoit très-foible; quelques sujets tomboient dans un assoupissement des plus dangereux. Il en fut
de même dans la dyssenterie. Dans les
fièvres putrides, les matières vomies
étoient bilieuses, quelquefois teintes de
sang; les selles jaunes, vertes, d'un
brun noirâtre, d'une puanteur extrême
et quelquefois cadavéreuse. Dans les
fièvres putrides, les matières expecto-
rées teintes de sang n'étoient pas un
signe d'inflammation des poumons : car
ce sang disparoissoit moyennant un
vomitif. Il en fut de même, par rapport
aux selles, dans la dyssenterie. Dans les
fièvres putrides, l'appétit étoit perdu ;
plus de sommeil ; la prostration étoit
extrême dès le premier jour dans les cas
critiques ; les malades tomboient assez
souvent en défaillance. Les sueurs excessives furent inutiles durant toute la
maladie, dans ceux qui avoient négligé
les purgatifs les premiers jours : ces
sueurs ne procuroient aucun soulage-

ment ; le plus souvent elles n'étoient que symptomatiques, et jamais critiques. Il en fut de même dans la dyssenterie.

Dans les fièvres putrides, si la maladie duroit quelque temps, il paroissoit une éruption miliaire, et quelquefois de grandes vésicules, qui venoient à suppuration lorsqu'on n'avoit pas fait évacuer abondamment la matière bilieuse par des purgatifs; quelquefois aussi cette éruption cessoit par un dévoiement qui survenoit spontanément. A Soleure, cette éruption disparut aussitôt qu'on se servit de vomitifs au commencement de la maladie. Mais je vois par nombre d'exemples, que cette éruption a encore lieu dans notre ville par la mauvaise manœuvre dont on la sollicite, pendant même plusieurs semaines, dans toutes les fièvres putrides; ce qui prouve évidemment que cette éruption n'est qu'un effet accidentel de la mauvaise pratique, loin d'être critique. On avoit déjà remarqué à Breslaw, dès le commencement de ce siècle, qu'il survient assez souvent dans des dyssenteries une pareille éruption, mais mortelle; et dans Nimègue, on observa aussi en 1736 une semblable éruption à la fin de la maladie ; ce qui n'étoit pas rare. Dans la dyssenterie qui fut épidémique dans le canton de Zurich en 1764, cette éruption paroissoit quelquefois au moment d'une mort prochaine. J'observai aussi dans notre dyssenterie une éruption miliaire symptomatique des plus dangereuses dans ceux qui avoient négligé les purgatifs convenables ; et une éruption psorique, critique, dans les sujets qui avoient soutenu heureusement une violente dyssenterie.

Dans les fièvres putrides, jamais on n'abandonna heureusement la cure des maladies aux évacuations naturelles, dans les cas dangereux : l'art procuroit ces évacuations plus avantageusement. Il en fut de même dans la dyssenterie. Dans ces fièvres il survenoit quelquefois une inflammation aux autres effets de la matière putride ; ces cas-là étoient d'un danger extrême : on remarqua même souvent que peu de temps avant la mort le ventre se gonfloit, et que la gangrène suivoit immédiatement l'inflammation. Il en fut de même dans la dyssenterie. J'ai souvent remarqué, dans les fièvres putrides, que la maladie se prolonge quand le malade ne permet pas au médecin de le débarrasser de la matière bilieuse qui cause sa foiblesse, et de dégager, par des médicamens convenables, ses humeurs, de la corruption qui y reste. J'ai aussi observé que la cure est absolument imparfaite, quand on a souvent changé le traitement au lieu de persister dans l'administration des moyens convenables. Il en fut de même dans la dyssenterie.

Lorsque ces fièvres putrides régnèrent, il parut en même temps quelques légères affections tenant de la même nature, accompagnées de symptômes très-peu considérables ; on les faisoit cesser aisément, et elles disparoissoient aussi d'elles-mêmes. Il en fut de même dans la dyssenterie. Une chose digne de remarque, ce sont ces abcès et ces grandes vessies qui parurent sur les sujets qui avoient été épargnés par l'épidémie dyssentérique; ce qui manifestoit une dépravation des humeurs.

Dans les fièvres putrides, tout dépendoit de l'évacuation prompte de la matière bilieuse : la fièvre cessoit dès que l'on avoit suffisamment débarrassé le corps de la matière corrompue ; et cette maladie si redoutable ne me paroissoit pas difficile à guérir en m'y prenant de cette manière. En effet, j'ai guéri nombre de fièvres putrides en deux, trois, quatre, cinq et six jours : preuve qu'une bonne méthode est le meilleur spécifique. Je ne me fis même. aucun scrupule de pousser les évacuations lorsque le danger paroissoit le plus grand, et que les autres médecins abandonnoient les malades à leur triste sort ; j'ordonnai des vomitifs le onzième jour même, et jusques au vingtième, avec les plus heureux succès. J'ai aussi fait cesser par les vomitifs les mauvaises suites de fièvres putrides : par exemple, j'ai guéri une toux des plus opiniâtres avec le soufre doré d'antimoine. La même chose arriva dans la dyssenterie.

L'ipécacuanha, le tamarin, la crême de tartre, tous les acides du règne végétal et le soufre doré d'antimoine furent mes médicamens triomphans dans les fièvres putrides ; dans la dyssenterie, au lieu de soufre doré, on se servit avec beaucoup d'avantage du verre d'antimoine ciré (1).

Dans les fièvres putrides, je craignois extrèmement lorsque tout se disposoit à un meilleur état, parce qu'alors les malades ou les assistans manquoient ai-

---

(1) Voyez une addition à la fin du volume.

sément, par négligence, à l'exactitude du régime prescrit; ce qui devenoit mortel. J'eus la même chose à craindre dans la dyssenterie. J'observai aussi, dans les deux cas, que le vin étoit également nuisible et pernicieux.

Mais j'aperçus la parfaite ressemblance des deux maladies, par la manière dont les symptômes des fièvres putrides avoient insensiblement cessé après l'usage des moyens curatifs, tandis qu'ils devenoient opiniâtres et plus violens, pour peu qu'on négligeât ces moyens curatifs; prenant alors une tout autre apparence, et dégénérant en symptômes les plus redoutables, lorsque le malade et le médecin ne remplissoient pas bien leur devoir.

Cette ressemblance remarquable entre nos fièvres putrides et notre dyssenterie, nous fait donc connoître le caractère et la nature de notre dyssenterie de la manière la plus évidente, sans qu'il soit besoin que je dise que cette maladie fut accompagnée d'une fièvre bilieuse, ou autrement d'une fièvre putride.

Comme les fièvres putrides ne sont contagieuses que dans certaines circonstances, de même notre dyssenterie ne le fut pas non plus d'elle-même.

J'ai vu nombre de gens aller et venir parmi les malades sans être atteints de la maladie : plusieurs suivirent les conseils que je leur donnai pour s'en garantir ; mais plusieurs ne les suivirent pas, et en furent exempts. Dans nombre de maisons, presque tout le monde fut malade, non en même temps, mais les uns après les autres ; et dans plusieurs autres maisons il n'y eut qu'un malade. Cela n'est pas surprenant. La disposition du corps et de l'esprit sont toujours des causes plus ou moins déterminantes, qui rendent les uns plus susceptibles de maladies que les autres. La nature contagieuse de la dyssenterie est aussi très-différente : car, dans une épidémie dyssentérique, accompagnée d'ailleurs d'une fièvre putride, la maladie peut être extrêmement différente en raison du degré de putridité. Tous ceux qui étoient dangereusement malades dans notre épidémie eurent une fièvre putride au plus haut degré : au contraire, dans les légères attaques, nombre de sujets ne se sont pas sentis de la fièvre ; les selles n'étoient pas non plus d'une odeur également fétide. Or la nature contagieuse de la dyssenterie réside particulièrement dans les selles, dont la puanteur seule a souvent donné la maladie aux gens les plus sains et même aux animaux qui en eurent l'odorat frappé. Pringle a vu la dyssenterie se manisfester pour avoir flairé du sang pourri dans une bouteille : car l'odeur du sang pourri produit particulièrement cette maladie. Il est possible de se boucher le nez, et cependant d'en être attaqué (1) : car la vapeur putride s'attache aux habits, et la contagion dyssentérique gagne ainsi d'un sujet à l'autre, lorsqu'elle est à un haut degré ; et souvent celui dont les habits ont porté la contagion n'en est pas pris.

Les fœtus dans le ventre des mères en furent aussi naturellement attaqués avec elles. Une femme de la ville de Frauenfeld, qui eut la maladie quatorze jours avant et après ses couches, mit au monde un enfant attaqué de la maladie : il en mourut le troisième jour. Cependant cet exemple ne prouve pas sans réplique. Il me semble qu'en général notre dyssenterie ne devint contagieuse que par la mal-propreté et le

____

(1) Les molécules putrides se portent aussi dans la bouche, s'avalent avec la salive ; et c'est presque toujours par-là que se gagnent les maladies contagieuses : les symptômes le prouvent assez.

nombre des malades réunis les uns près des autres dans de très-petits appartemens, et qu'autrement elle ne l'auroit pas été; et si plusieurs en ont été pris en même temps, on doit rapporter cela à une cause étrangère générale qui se fit sentir à tous, plutôt qu'à la nature de la maladie même.

Après avoir déterminé l'espèce de cette maladie, je passe actuellement avec la plus grande crainte à la recherche de ses causes éloignées et prochaines. Des gens d'un esprit borné seront peut-être peu contens de cette recherche, parce qu'ils s'imaginent que l'homme n'est réellement savant que lorsqu'il sait tout; mais moi, au contraire, je dois avouer, ici comme ailleurs, mon ignorance, parce que je m'imagine qu'il est plus sage d'observer attentivement les effets de la nature, que de les définir d'après des principes arbitraires.

La température de cette année parut propre à produire cette maladie. Le temps fut très-variable en juin, mais en grande partie humide; et quand le soleil paroissoit la chaleur étoit étouffante. Le mois de juillet fut presque aussi inconstant, quoique sans une chaleur aussi grande. Le mois d'août fut jusqu'à la moitié nébuleux et pluvieux ; ensuite nous eûmes des jours sereins et chauds, mais en même temps des nuits extraordinairement froides. Le ciel fut toujours clair chez nous jusqu'à la mi-septembre. Le milieu du jour fut extrêmement chaud, et d'un froid insupportable le matin, le soir, mais sur-tout la nuit; après cela l'air fut nébuleux, humide, frais, et les jours sereins furent suivis de pluies. Octobre fut très-variable, mais généralement frais; la fin du mois se termina par des tempêtes, des pluies et un froid assez sensible. La transpiration fut ainsi sollicitée, et plus fortement arrêtée par cette alternative de chaleur et de froid. Cette excrétion corrompue des corps se supprima donc en grande partie, et fut contrainte de se répandre dans les cavités intérieures. En effet, j'ai observé que ceux qui s'étoient fort échauffés, et ensuite refroidis, furent particulièrement attaqués de la maladie, sur-tout s'ils avoient bu de l'eau froide en abondance lorsqu'ils étoient en une si grande sueur. C'est par cette cause, qu'il semble que la plupart de nos paysans en furent attaqués.

Ce n'est pas le froid qui succède après la chaleur, et qui continue, mais l'alternative de chaleur et de froid, qu'on regarde en général comme la cause de la dyssenterie. L'air froid du matin avant le lever du soleil, la chaleur ardente qui le suit au milieu du jour, le froid et la fraîcheur qui succèdent au retour de la nuit, passent avec raison pour la principale cause occasionnelle des fièvres malignes des camps en Hongrie, et sur-tout pour la cause qui rend les fièvres d'automne et les dyssenteries plus fréquentes et plus mauvaises dans ce pays-là qu'ailleurs. Or, nous eûmes particulièrement cette température dans les lieux où la dyssenterie a fait ses plus grands ravages. Néanmoins cette maladie n'a pas paru en beaucoup d'autres endroits dans le même temps, et lors de la même température. Elle avoit même déjà paru lorsque l'on n'éprouvoit pas cette alternative de froid et de chaleur. Elle s'est aussi quelquefois manifestée au commencement du printemps, lorsqu'un froid considérable avoit été suivi subitement d'une grande chaleur. Au contraire, on a vu paroître un cours de ventre et une dyssenterie sur les vaisseaux hollandois, lorsqu'il faisoit froid. Cependant il est vrai que le froid fait cesser le plus souvent les épidémies dyssentériques. Pour parler comme Hippocrate, le vent de midi parut nous causer quantité de fièvres putrides en 1764. Mais dans une même température, souvent nous n'avons pas ces fièvres. Nous voyons même des fièvres putrides dans les plus grands froids. En effet, ce fut pendant ce froid excessif du commencement de 1766, que nous vîmes chez nous les fièvres putrides, et sur-tout les pleurésies de même nature, de même que les fièvres malignes, faire des ravages tels que nous n'en avions jamais vu. Les mêmes températures ne sont cependant pas suivies des mêmes maladies (1), et les mêmes maladies se manifestent pendant des températures toutes différentes. Ainsi je ne comprends pas comment on peut déterminer avec tant de confiance la manière dont une telle température a produit telle épidémie ; comme s'il étoit impossible que cela arrivât autrement. Tout ce que je puis donc conclure des observations précédentes,

______

(1) Voyez Aphorism. sect. 3, 19.

c'est que l'alternative de froid et de chaleur a beaucoup contribué à cette dyssenterie terrible.

J'avouerai aussi que j'ignore pourquoi, dans une même température, tant d'endroits ont été exempts de la maladie. Biens des gens iront chercher une cause métaphysique pour en rendre raison, vu l'impossibilité de le déterminer physiquement. Ils allégueront l'iniquité du peuple, ses désordres, et regarderont ces fléaux comme une punition du ciel. Mais qui es-tu toi, homme, pour t'ériger en juge sur le trône du Tout-Puissant ?

La plupart des médecins et les commères regardent les fruits de la saison comme la cause véritable et particulière de toutes les dyssenteries. J'ai réfuté cette opinion dans mon Traité de l'Expérience, et j'ai de grands médecins pour moi. D'ailleurs la maladie se manifesta parmi nos paysans en juin, temps où nous n'avons encore que les grosses cerises qui nous viennent de Bâle, et trop chères pour que ces gens en achètent; et généralement nous avons manqué de fruits cette année. Il est vrai que les fruits peu mûrs, dans de mauvaises années, peuvent occasionner des coliques, des dévoiemens, et encore plutôt des obstructions, et tous les symptômes de maladies nerveuses; néanmoins personne n'a jamais observé qu'il en soit résulté une dyssenterie épidémique. Je dis plus même : les fruits rafraîchissans et non mûrs ne peuvent, sur-tout dans la campagne, avoir été la cause de la dyssenterie, puisqu'il est tout-à-fait improbable que des substances acides (1) aient pu déterminer à la putréfaction les humeurs de ces paysans, ou produire chez eux des inflammations internes.

Les fruits peuvent êtres nuisibles pendant la dyssenterie ou après, lorsque les intestins sont trop affoiblis. Ce n'est pas sans raison qu'on s'imagine dans les Indes orientales, que le grand usage des fruits du pays, très-succulens, et souvent peu mûrs, contribue à la dyssenterie. Je le croirois volontiers de l'ananas : car, lorsqu'il n'est pas mûr, son suc est si pénétrant, qu'il enflamme réellement le palais; et l'on a vu ce fruit causer la dyssentérie en Allemagne, dans quelques cas particuliers. Ainsi je

______

(1) Ces fruits étant alors d'une saveur *acerbe*, peuvent produire des effets dont la putridité devient la cause éloignée.

conviendrai que les gens les mieux por-
tans ne doivent pas manger trop de fruits
dans les pays humides, marécageux,
ou trop chauds, parce que ce qui n'est
que rafraîchissant et relâchant affoiblit
trop les tempéramens, et arrête la transpiration; et par-là ces substances, quoique d'une nature acide, peuvent donner lieu au principe d'une maladie putride. Cependant cette observation a ses
limites; et il faut se souvenir combien
les bornes de chaque chose se confondent les unes avec les autres dans toute
la nature, et combien, par conséquent,
le médecin doit avoir de pénétration
pour distinguer ces limites des choses
dans la pratique de son art.

La répugnance que les malades firent
paroître pour les acides antérieurement
à la dyssenterie, et pendant la maladie
même, ne vint que de ce que cette maladie a lieu ordinairement quand les
fruits sont le plus abondans, et parce
que tous les fruits, et autres choses de
cette nature, excitent souvent des coliques et un dévoiement. En outre,
comme on ne voyoit pas trop à quelle
cause rapporter cette maladie, on con-
cluoit mal à propos que l'usage immo-
déré des fruits suscite cette maladie,

ou y nuit d'autant plus lorsqu'elle a eu lieu. En général, le peuple pense que tout ce qui purge est nuisible dans la dyssenterie, en ce que cela augmente le mal (1).

Nous savons, depuis Alexandre de Tralles, et d'après les expériences les plus exactes, que les fruits des arbres, des arbrisseaux, les raisins, non-seulement ne donnent pas la dyssenterie, mais qu'au contraire ce sont de vrais moyens préservatifs, et très-souvent des moyens des plus efficaces pour la guérir. C'est ce que j'établirai dans le sixième chapitre par nombre de nouvelles preuves ; mais la plus décisive est celle-ci. Avec quoi particulièrement ai-je guéri les malades qui s'en sont tirés par mes soins ? *Avec des acides.*

On s'est imaginé que nos dyssenteries venoient quelquefois d'insectes que l'on avaloit, ou avec les choux, ou même avec les fruits. Je vis, il est vrai, à Brugg, en septembre 1765, une quantité étonnante de chenilles, qui certainement pouvoient susciter un vomissement et une dyssenterie aussi considérable, et aussi aisément que des

---

(1) C'est-à-dire, les évacuations,

œufs de barbeau; mais on se garantis-
soit de ces insectes en lavant les choux.
Aussi la dyssenterie ne fut-elle pas décidément épidémique à Brugg : nous n'y
avons eu que vingt malades. Je ne pus
donc me résoudre en général à m'arrêter beaucoup à cette cause par rapport
à une dyssenterie épidémique, vu que
deux choses peuvent se trouver ensemble, parce qu'elles ont une cause
identique, et non parce que l'une est
la cause de l'autre. On a remarqué, il
y a long-temps, que les années où
il y a beaucoup de mouches, de chenilles et d'autres insectes, ont produit
aussi les dyssenteries les plus nombreuses; mais on sait que la produc-
tion de ces insectes dépend de la chaleur et de la corruption, de même que
la dyssenterie.

Il est incontestable que la dyssenterie de cette année vint d'une corruption
des humeurs; c'est ce que mes observations m'ont très-clairement montré.
Il est pareillement certain qu'il faut qu'il
y ait intérieurement dans les sujets un
concours de causes déjà préexistantes
pour produire une maladie qui attaque
inopinément : car, sans ce concours de
causes internes, tous les hommes au-

roient alors la maladie régnante, et au même degré. Cette coexistence de causes peut éclaircir nombre de choses indéterminées, et en partie contraires; et la considération de ceci me paroît un des objets les plus importans de l'art. On est attaqué si cela a lieu, sinon on ne l'est pas. J'ai remarqué que, lors même qu'il ne règne pas de fièvres putrides, ceux qui essuyent beaucoup de chagrins, et qui par-là sont sujets aux mouvemens désordonnés de la bile, en sont particulièrement attaqués. La moindre cause externe produit un effet considérable sur les causes internes préexistantes, et leur réunion est suivie des accidens les plus redoutables.

Tous les plus habiles médecins de l'Europe conviennent que la dyssenterie résulte sur-tout des causes qui produisent une trop grande dépravation dans nos humeurs, et déterminent leur cours principalement vers les intestins; mais il ne faut l'entendre que d'une dyssenterie accompagnée d'une fièvre putride.

La dyssenterie des camps vient sur-tout d'une transpiration répercutée, lorsque le soldat est obligé de camper quelque temps qu'il fasse, et de remplir ses fonctions : ses humeurs s'atténuent trop par la chaleur, et contractent une acrimonie extrême. Cette dyssenterie ne tarde pas à se manifester peu de temps après que les armées sont campées : on s'en aperçoit déjà au mois de juin, mais davantage vers la fin de juillet. Elle est alors très-répandue, très-mauvaise, et dure jusqu'à ce que les troupes prennent leurs quartiers.

La nuit qui suivit la bataille de Dettingue (le 27 juin 1743), les soldats anglois restèrent sur le champ de bataille, sans tentes, exposés à une pluie considérable, et marchèrent le lendemain vers Hanau, où ils campèrent à découvert, sur un bon sol, il est vrai, mais mouillé ; et la première nuit ils n'eurent pas de paille. Il s'ensuivit une altération subite dans la santé des troupes : car l'été étoit légitime, la chaleur avoit été jusques-là grande et continuelle. Si la transpiration, considérable alors, n'eût pas été supprimée par cette humidité, il n'en seroit pas résulté de maladie générale ; mais les pores furent fermés subitement, les humeurs se pourrirent, se jetèrent avec cette altération sur les intestins, et causèrent une dyssenterie épidémique qui commença sur le champ, et dura une grande partie de l'été. En huit jours de temps, après cette bataille, il y avoit déjà cinq cents soldats d'attaqués ; et en quelques semaines, presque la moitié des troupes, ou en étoit malade, ou s'en étoit déjà rétablie. Elle se fit aussi sentir parmi les officiers, quoique moins considérablement. Ceux d'entr'eux qui avoient été mouillés à Dettingue, en furent pris les premiers ; mais il y eut un seul régiment anglois épargné, parce qu'il n'avoit été exposé ni à la pluie, ni à l'humidité. Pendant que l'armée souffroit le plus de la dyssenterie près de Dettingue, ce régiment avoit été tenu à quelque distance du camp ; cependant il respiroit le même air, prenoit les mêmes nourritures, buvoit de la même eau que les autres troupes.

Suivant les réflexions du docteur Pringle, la dyssenterie se fait aussi sentir dans les campemens les plus secs, après des chaleurs grandes et continuelles : car, outre l'humidité naturelle de la tente, les soldats, tant par rapport à leur service qu'à leur mauvaise manière de se conduire, y sont pareillement exposés à la fraîcheur du sol ; leurs habits y sont pénétrés des vapeurs de la nuit ; joignez à cela les refroidissemens qu'ils éprouvent. Les troupes sont d'autant plus dans le cas d'être attaquées de cette maladie, qu'elles y sont exposées à des alternatives plus fréquentes et plus sensibles de froid et de chaleur que dans les quartiers.

En général, la dyssenterie se manifeste lorsque la transpiration a été arrêtée après une grande chaleur, soit par l'humidité du sol, soit par les brouillards de la nuit ou par la rosée, mais sur-tout par l'humidité des habits. Cette maladie règne dans les pays les plus chauds quand le temps est pluvieux, et elle paroît très-souvent dans ceux qui sont sujets à de grandes pluies. Elle reparoît encore après la guérison la plus complète en apparence, lorsque les sujets éprouvent quelque refroidissement. Van-Swieten croit avec beaucoup de raison, que les refroidissemens après de grandes chaleurs ont fait périr plus de sujets que la peste.

A ces causes externes il peut se joindre des causes internes. Celles-ci sont comme le germe de la maladie, et peuvent résider quelque temps dans le corps, jusqu'à ce qu'un refroidissement en fasse paroître les effets. Dans l'été, non-seulement les solides sont flasques et sans beaucoup de ton, les humeurs sont encore disposées à la corruption par la chaleur. Lors donc que la transpiration se supprime subitement après cette flaccidité des fibres et cet état dépravé du sang, on ne doit pas être surpris que la dyssenterie paroisse à la suite de cette acrimonie pénétrante des humeurs.

De toutes nos humeurs, la bile est la plus susceptible de putréfaction. Hippocrate attribue à la surabondance de la bile les maladies d'été et d'automne (1), mais presque tous les médecins les attribuent à la corruption de cette humeur; de sorte que ces maladies, soit prématurées, soit passagères, ont été appelées bilieuses. Nombre d'observations nous ont appris que la bile péchoit autant en quantité qu'en qualité dans les sujets morts de la dyssenterie : ou il n'y avoit pas de bile, ou elle étoit d'une acrimonie presque corrosive. On conviendra aussi que la bile est en été plus dépravée

____

(1) Cela n'est pas vrai, en général : je pourrois citer nombre de passages qui prouvent qu'Hippocrate considéroit plus les qualités vicieuses de la bile, que sa quantité. Aucun médecin n'a encore si bien vu les maladies bilieuses que lui.

que d'ordinaire (1), si elle n'est pas plus abondante; et que si cette circonstance n'est pas la première cause des maladies d'été et d'automne, elle les accompagne au moins, et les rend plus mauvaises. L'acrimonie de la bile me paroît contribuer, pour la plus grande partie, à une dyssenterie dont les progrès se portent au loin; et celle qui a régné chez nous me semble n'être venue que d'une dépravation particulière de cette humeur. C'est aussi de là que résultent nos prétendues fièvres putrides, ou mieux nos fièvres bilieuses.

De toutes ces réflexions, il suit que l'état de la température de cette année a beaucoup contribué à notre dyssenterie, et que c'est sur-tout de la putréfaction des humeurs qu'elle est venue. Nous pouvons aisément déterminer cela dans les cas particuliers; mais je laisse à d'autres à en déterminer la cause générale.

On peut à présent statuer avec plus de facilité et de probabilité la cause prochaine de cette dyssenterie, son espèce, la manière dont elle se manifesta, et ses effets. J'ai vu qu'il résidoit

____

(1) En certaines circonstances seulement.

dans l'estomac et dans les intestins une matière bilieuse qui causoit les plus vives douleurs, et cherchoit d'abord à sortir par en haut, et ensuite par en bas. Or, on sait que la bile devient si acrimonieuse, si pénétrante, qu'elle fait dans le corps presque tout l'effet d'un poison. En effet, il en résulte des inflammations, des ulcères, la gangrène, où toutes les humeurs contractent une pareille dépravation ; ce qui cause des éruptions miliaires, des pétéchies, etc. Quelquefois il arrive que c'est la bile seule qui contracte d'abord ce caractère pénétrant, corrosif et même vénéneux, d'où résulte l'altération de toutes les autres humeurs. Quelquefois il précède une acrimonie particulière du sang, soit que cela vienne d'exhalaisons contagieuses, comme il arrive dans les hôpitaux militaires, par le grand nombre des malades entassés les uns sur les autres, soit de tout autre cause et qui influe sur le caractère de bile. La dyssenterie qui s'est manifestée pour avoir flairé du sang pourri dans une bouteille, appuie, suivant moi, l'expression de Sydenham, qui appelle la dyssenterie *une fièvre qui se jette sur les intestins.*

En supposant donc dans les intestins

une matière aussi pénétrante, on comprend qu'il doit en résulter dans des parties aussi sensibles une irritation des
plus violentes. Cette irritation se porte à
l'estomac; de-là le vomissement. Chaque
irritation sollicite dans les intestins une
affluence des fluides, qui s'y rendent du
sang par les glandes intestinales, d'où
il résulte des selles. Or, cette affluence
peut être extrèmement abondante : car
l'anatomie nous apprend qu'outre les
grosses glandes du foie, de la vésicule
du fiel, il y a sur toute la surface du
corps un nombre infini de voies par lesquelles il peut se jeter du sang dans les
intestins les choses les plus extraordinaires. Cette irritation devenue continuelle sollicitera donc une affluence
considérable de fluides dans les intestins par ces routes innombrables, d'où
il résultera un cours de ventre. Ce n'est
donc pas non plus sans raison que les
intestins semblent se fondre et sortir
par les selles. C'est ainsi qu'on a vu des
malades rendre dans cette dyssenterie,
par les selles, plus de quarante livres
de matières aqueuses en un jour.

Ces phénomènes nous montrent aussi
la cause des tranchées atroces, et des autres symptômes de cette maladie. La

bile ne cause cependant pas toujours des douleurs : il y a même des dyssenteries où il ne sort pas de bile, et nous voyons les fièvres putrides être très-rarement accompagnées de douleurs par la seule présence de cette matière dans les intestins. Mais, dans la dyssenterie, les douleurs sont très-souvent, dès l'abord, la suite de l'irritation que causent les matières putrides résidantes dans les intestins, qui en éprouvent des contractions spasmodiques : dans la suite de la maladie, ces vives douleurs sont la conséquence du départ du mucus naturel de ces viscères qui, se trouvant à nud, en deviennent nécessairement plus sensibles. La grande acrimonie de ces matières et les accès fièvreux font aussi la différence de la dyssenterie et du dévoiement. Le ténesme est la suite de l'irritation du rectum; la chute de cet intestin est celle des vives épreintes, et la strangurie celle de l'irritation des parties adjacentes.

Dans la dyssenterie, les selles ne sont pas seulement une matière bilieuse dépravée; tout ce qu'un homme rend jaune ou vert n'est pas simplement de la bile : car une seule goutte de bile teint une quantité prodigieuse d'eau. Les

selles sont souvent blanches, et comme
purulentes ; et ce seroit se tromper que
d'en regarder la matière comme un pus
véritable. On sait que les glandes intestinales rendent une grande quantité de
sérosités, et même d'une nature étrangère, lorsqu'elles sont très-irritées. Il
en est de même des glandes de la vessie,
à la présence d'une pierre ou de gra-
viers ; or, dans ces deux cas, c'est une
matière blanche visqueuse.

Si l'on réunit ces réflexions à ce qui
a été dit ci-devant, on verra clairement
que la présence d'une matière bilieuse,
pénétrante, corrosive, dans les intestins,
peut occasionner des selles de cette nature, et que les selles peuvent être même
toutes blanches dans une dyssenterie
accompagnée d'une fièvre bilieuse ou
putride. C'est donc donner dans un ridicule extrême, que de différencier les
espèces de dyssenterie par la couleur
des selles ; et dans un abus considérable,
que de les traiter en conséquence par
des méthodes différentes.

Les filamens et les pellicules qui sortent souvent par les selles dans cette
maladie, et qui quelquefois pendent
d'un pied de long au derrière des malades, ne sont qu'un phlegme épaissi,

et très-rarement des lambeaux de la tunique interne des intestins. De grands anatomistes nous ont montré par quelle voie ce phlegme vient dans les intestins : ils ont fait voir qu'il peut venir du sang dans ces viscères une matière qui s'y coagule, et sorte par les selles avec l'apparence d'une matière grasse ou semblable à de la chair, ou à une pellicule, sans qu'il y ait le moindre soupçon d'ulcère dans les intestins. Ceci est bien contraire à l'opinion commune : car les anciens médecins (1) croyoient que toute vraie dyssenterie venoit d'ulcères dans ces viscères. Il est vrai que les ulcères peuvent y être la suite d'une dyssenterie, et même la cause de la maladie comme symptomatique; mais il est faux qu'il y ait déjà des ulcères lorsqu'on voit paroître des lambeaux gras ou d'une apparence de chair, ou en pellicules, puisque ces lambeaux peuvent venir ou d'un phlegme, ou d'un sang caillé. Je ne nie pas que le velouté des intestins ne soit quelquefois enlevé, et ne sorte alors avec les selles; je sais aussi que dans cette maladie les intestins sont susceptibles de

---

(1) Cette assertion a ses exceptions, comme je l'ai déjà dit.

s'ulcérer ; mais cela n'arrive que très-tard, lorsque la matière se convertit en un fluide pourri et délayé, ou se mêle avec le sang et le phlegme, au point de ne pouvoir plus la différencier. On voit donc, d'après ceci, combien les médecins se trompent souvent, et trompent aussi les autres, lorsqu'ils regardent, dès les premiers jours de la maladie, ce phlegme comme du pus, et ces filamens et ces pellicules comme un signe de lésion à la tunique interne des intestins, ou d'ulcères, et négligent en conséquence les purgatifs nécessaires dans une dyssenterie accompagnée d'une fièvre bilieuse ou putride, et abandonnent le malade à son sort.

Un médecin très-renommé m'apprête à rire, lorsqu'il nous dit d'un ton fort grave que la gangrène est quelquefois, dans la dyssenterie, la suite des abcès des intestins ; qu'alors le malade rend gangrenées des parties plus ou moins grandes de velouté, mais que c'est à tort qu'on regarde cela comme un signe de mort prochaine ; qu'au contraire c'est un signe de santé, pourvu que l'on ait pris de l'ipécacuanha avant cette abrasion des intestins. Ce langage est, ce me semble, celui de tous nos médecins

charlatans de l'Europe. La gangrène
des intestins est décidément mortelle,
sans exception ; mais ces prétendus lambeaux de velouté n'ont le plus souvent
rien de commun avec cette tunique ; et
s'imaginer que l'abrasion des intestins
se fera sans dommage, comme on ra-
tisse les parties des os attaqués de carie,
c'est une théorie qui ne peut être que
celle d'un médecin qui a gagné deux
millions avec l'ipécacuanha.

Une matière bilieuse, pourrie, corrosive, enfermée dans les cellules intestinales, irrite si fort ces viscères, que
souvent les orifices des vaisseaux sanguins s'ouvrent et laissent passer un
sang pur qui se mêle avec les selles : il
peut donc y avoir du sang dans les selles, sans qu'il y ait lieu de soupçonner
la moindre inflammation aux intestins ;
et le sang peut couler abondamment
sans que les intestins soient attaqués
d'abcès.

On voit de - là pourquoi, lors même que les selles sont réellement sanguines, il ne faut pas craindre de faire
sortir la matière bilieuse irritante, avec
des vomitifs ou des purgatifs, et pourquoi il arrive si souvent qu'un vomitif
fait cesser ce flux de sang. Si le sang

n'est pas un signe décisif d'inflammation, on peut dire aussi que les ardeurs
internes n'en sont pas un infaillible de
grande inflammation aux intestins, comme l'observe très-justement M. Rahn :
car j'ai fait cesser ces ardeurs avec le
tamarin seul, qui fit évacuer la matière
bilieuse.

Malgré cela, il est possible qu'une
dyssenterie accompagnée d'une fièvre
bilieuse ou putride dégénère en inflammation des intestins, et même en gangrène, comme on voit très-souvent arriver la gangrène des parties à la fin
d'une fièvre putride. Des selles toutes
noires et cadavéreuses, des sueurs froides, des hoquets, des troubles d'esprit,
doivent être regardés comme des signes
de gangrène aux intestins; et peut-être
n'a-t-on jamais vu de dyssenterie épidémique à la fin de laquelle les intestins ne se soient enflammés. En effet, on
a trouvé à la suite de notre dyssenterie
presque toutes les parties de l'œsophage
enflammées, purulentes et gangrenées :
on a remarqué la même chose au colon
et au rectum dans tous les sujets qui sont
morts. On a déjà vu de véritables petites vessies sortir des intestins pendant
la vie des sujets : ces vésicules étoient

remplies d'une matière putride et infecte. On a aussi découvert dans le colon de petites fongosités qui rendoient
du sang lorsqu'on les pressoit, et res-
sembloient aux pustules de la petite-
vérole plate, lorsque cette maladie est
à son plus haut degré, mais avec cette
différence, que ces fongosités étoient
solides et sans cavité. Elles venoient de
l'agglutination des deux tuniques internes, qui s'étoient épaissies par une inflammation. La première tunique étoit
couverte d'un flegme noir, et on y voyoit
aussi, en partie, des taches noirâtres.
Quelquefois les glandes du mésentère
sont gonflées, molasses, remplies d'un
pus de mauvaise nature, et près de la
putréfaction. On trouve aussi, après de
longues dyssenteries, de l'inflammation
au rectum, au colon; quelquefois on
en trouve aux intestins grêles, et même
dans l'estomac.

Il ne faut cependant regarder que très-
rarement le ténesme comme un signe
d'inflammation à la tunique interne des
parties extérieures du rectum, où comme celui d'un abcès dans ces parties. Dé
grands anatomistes pensent que ce qui
sollicite le rectum à évacuer à la fin d'une
dyssenterie, n'est pas un vice de l'intestin

même, mais un reste d'humeurs acrimonieuses, et même quelquefois de sang, lorsque les selles sont fort teintes d'un rouge obscur. Ils pensent aussi que ces résidus s'arrêtent immédiatement dans les cellules du colon, d'où elles tombent peu à peu dans le rectum, et ensuite à ses parties extérieures, qui sont alors extrêmement sensibles à l'irritation qui y survient. Cependant on a déjà remarqué un abcès au rectum, lors d'un ténesme très-douloureux qui étoit resté après une dyssenterie, où l'on a soupçonné quelque vice considérable ailleurs ; ce qui s'est trouvé vrai. On a vu aussi une inflammation du rectum suivie d'un ténesme qui dura quelques jours, et quelquefois une semaine ; et alors on vit paroître des selles plus ou moins considérables, mais d'une nature purulente, et jaunâtres, après quoi le ténesme cessa.

Les tentatives que je viens de faire pour exposer notre maladie, ne seront peut-être pas inutiles, malgré leur imperfection, si l'on considère combien elles contribueront à établir la méthode curative. On voit en même temps par-là combien quelques médecins sont peu fondés à s'élever contre tout principe de théorie. Mais ces médecins sont des gens trop peu importans, pour que je m'arrête à leur censure.

CHAPITRE IV.

Indications curatives : régime, diète ; moyens préservatifs.

L'EXPOSÉ de notre dyssenterie montre les indications curatives. Il falloit chasser très-promptement du corps l'ennemi, qui devenoit encore plus redoutable à proportion qu'il y restoit plus de temps ; et par-là on s'opposoit efficacement aux progrès de la putridité.

Il n'y a pas de maladie qui cède plus difficilement aux ressources de l'art, lorsqu'on ne fait pas d'abord les remèdes nécessaires. On a comparé la matière d'une telle dyssenterie à un œuf pourri, dont quelques grains suscitent des vomissemens terribles et continuels. La bile pourrie et en stagnation n'est pas moins délétère ; c'est pourquoi il faut la faire sortir avec beaucoup de promptitude, de quelque manière que ce soit. L'éruption miliaire, rouge ou blanche, les grandes vessies de même nature, et même les pétéchies, sont, dans les fièvres putrides, l'effet de la matière putride qui s'est jetée dans le sang. Ces mêmes inconvéniens arrivent aussi des mêmes causes dans la dyssenterie : si donc l'on ne fait pas sortir, ou si l'on ne détruit pas cette matière très-promptement, c'est donner lieu à ces éruptions qui deviennent mortelles en si peu de temps. Mais cela n'arrive pas dans la dyssenterie bilieuse, ni dans les fièvres putrides, si l'on fait évacuer à temps et convenablement. D'ailleurs les plus habiles médecins conviennent qu'il est très-difficile, et souvent impossible, de guérir une dyssenterie qui a déjà duré plusieurs semaines.

Bien loin de dissimuler la maladie dès le commencement, il faudroit donc songer aussitôt aux moyens curatifs, et éviter tout ce qui peut fixer dans le corps un ennemi si dangereux. Dans les attaques un peu graves, la nature n'a pas assez de forces pour expulser la matière peccante, malgré les efforts qu'elle fait pour cela ; et, dans tous les cas semblables de dyssenterie, c'est toujours au préjudice de la nature que cette matière est retenue dans le corps. L'observation

nous ayant prouvé qu'il survient des inflammations dans toutes les maladies
d'un caractère putride, et que les intestins étoient en grande partie enflammés
dans les sujets qui en sont morts, on voit
aussi par-là qu'il faut y éviter tout ce
qui peut susciter une fièvre et causer de
l'inflammation.

Comme je vis que les évacuations
étoient indiquées, je pris ce parti dès
l'abord, lorsqu'il n'y avoit point d'em-
pêchement particulier. La nature mon-
troit assez d'elle-même la voie convenable : car tous les malades avoient des
nausées, des soulèvemens d'estomac
continuels; plusieurs vomissoient abondamment, et étoient soulagés. J'usai de
doux vomitifs, parce qu'ils font autant
d'effet qu'on en peut désirer; je les employai même lorsque les selles étoient
très-sanguines, et ces vomitifs modé-
roient ou arrêtoient le flux de sang. J'ordonnai aussi ces remèdes lorsque j'étois
appelé tard, et que l'on n'avoit pas évacué; mais je m'abstins de vomitifs, pour
peu que je soupçonnasse quelqu'inflammation, ou que des circonstances étran-
gères à la maladie le défendissent, comme des hernies. Je m'en abstins aussi
à l'égard des petits enfans, par rapport

à la crainte des pères et mères ; mais depuis, je n'ai plus eu cette condescendance dans d'autres maladies d'enfans, et je leur fis prendre ces remèdes, en 1766, dans des toux convulsives, avec les plus grands succès.

Après l'usage des vomitifs, je suivis les mêmes indications pour les purgatifs. Ils étoient indispensables, parce que la matière putride acrimonieuse devenoit encore plus pénétrante pour peu qu'elle résidât davantage dans les intestins ; sans cela elle y causoit une irritation plus considérable, devenoit plus propre à porter plus loin la putridité ou à causer des inflammations aux intestins. Le sang des selles ne m'empêcha pas d'employer ces remèdes, parce que je m'aperçus, après les premières tentatives, que la matière acrimonieuse étant sortie des intestins, il ne paroissoit plus de sang dans les selles. Je les employai aussi long-temps que je vis une matière putride, acrimonieuse, mais sans soupçon d'inflammation ou de suppuration. Mes purgatifs étoient fort doux, et surtout d'une nature acide, parce que les forts purgatifs causent des tranchées horribles dans la dyssenterie, et anéantissent toutes les forces ; et que les purgatifs acides s'opposent aux progrès de la pourriture, en même temps qu'ils font sortir la matière putride.

C'étoit-là un point essentiel dans l'usage des purgatifs : il falloit donner un contre-poison contre la pourriture, et préserver par-là les humeurs d'une putréfaction totale. Sans m'inquiéter des préjugés vulgaires, ni même de ceux de médecins fort habiles, et entr'autres de Degner, je donnai, dans cette intention, des sels acides dès le commencement même, à une assez grande dose; et je suivis les mêmes vues dans le réglement du régime.

On ne pouvoit mieux faire cesser les douleurs, qu'en faisant sortir la matière acrimonieuse ; mais elle étoit quelquefois si abondante, que, malgré tous les purgatifs, il en restoit encore assez pour entretenir la maladie, et causer les plus grandes douleurs. Dans ce cas-là, j'employai très-rarement des remèdes anodins de la classe des somnifères, et jamais sans l'attention la plus scrupuleuse et la retenue la plus grande ; mais alors, comme en tout autre cas, j'apportai tous mes soins à imprégner les intestins d'une boisson émolliente et lubréfiante : car, sans qu'il y ait même d'inflammation, les intestins éprouvent les douleurs les plus grandes par l'irritation de la matière acrimonieuse, qui y cause des contractions spasmodiques, lorsqu'ils ont perdu leur *mucus* naturel dans le cours de la maladie.

Lorsqu'il s'est agi de fortifier l'estomac et les intestins après la maladie, je me servis de toniques, mais capables en même temps de procurer quelques légères évacuations; quelquefois j'employai ceux qui fortifient sans échauffer; mais en général, je n'avois presque pas besoin de prescrire ces remèdes : les malades se rétablissoient d'eux-mêmes.

Le régime fut approprié aux causes de la maladie, et aux circonstances particulières des malades. Quant à l'air, je fus très-attentif à le maintenir pur dans les appartemens; mais j'avertis sur-tout d'éviter le moindre refroidissement, si dangereux dans cette maladie. Je défendis, dans le boire et le manger, tout ce qui favorise la putréfaction; faisant une attention particulière à examiner les qualités des alimens solides ou fluides qui pouvoient la favoriser ou l'arrêter. Degner eut également la même indication à remplir dans la dyssenterie de Nimègue; néanmoins, dans la dyssenterie putride ou bilieuse, il permit différentes sortes de bouillons de viandes, qui favorisent la putridité, et des œufs, qui sont certainement d'une nature putride. M. Conrad Rahn conseille les poules ou le veau dans la dys-senterie, croyant que ces deux viandes chassent les vents; mais je ne crois pas qu'on doive faire attention aux vents dans cette maladie; et il est incontestable que, dans toutes les fièvres putrides et les inflammations, la viande est très-nuisible, en ce que dans les fièvres elle augmente la corruption putride des humeurs, et que dans les inflammations son suc épaissit encore plus le sang qu'il ne l'étoit déjà. Je défendis donc toute viande, tout bouillon, et les œufs, que tant d'autres médecins conseillent; je ne m'arrêtai nullement aux remèdes carminatifs : car les vents, que j'ai si rarement vus dans la dyssenterie, ne viennent que de l'exaltation putride des matières. En effet, Pringle a observé que les substances animales putrescentes rendent quantité d'air, et excitent une vive fermentation dans tous les alimens du règne végétal. D'ailleurs, je ne vois pas comment le veau s'oppose à la putréfaction, puisqu'il est indigeste pour la plupart des hommes ; et que toutes les viandes en général favorisent si manifestement la putréfaction. Au contraire, je vois qu'on a recommandé les carminatifs dans la dyssenterie, parce qu'on les a trouvés utiles dans les coliques venteuses, et que l'on a mal conclu de-là qu'ils seroient utiles dans les tranchées, qui proviennent de toute autre cause dans la dyssenterie. Je défendis donc le cumin et ses décoctions ; mais sur-tout celle de coriandre, si vantée en Italie, et toutes les substances de difficile digestion.

Dans la vue générale de m'opposer à la putréfaction, je défendis aussi le beurre, l'huile, la graisse. Au contraire j'ordonnai l'eau d'orge et l'eau de riz ; et je faisois le plus souvent jeter de la crême de tartre dans la première. Après les évacuations, je faisois prendre une crême d'orge ; ce qui peut servir de manger, et, si l'on veut, de boisson aux malades.

Pour laver et adoucir l'acrimonie bilieuse, j'insistai sur les boissons copieuses. Quelques ignorans écrivains du dernier siècle ont cru que le point essentiel de la guérison d'une dyssenterie étoit de s'abstenir de boire, parce que, suivant eux, le lavage favorise le cours de ventre, et que ceux qui peuvent soutenir le plus long-temps la soif, se guérissent plus heureusement. Mais l'expérience de nos jours nous a appris qu'il n'y a pas de maladie où il soit aussi essentiel de beaucoup boire que dans la dyssenterie. Je pourrois citer Baglivi, Huxham, et Tissot. L'eau simple, si négligée, mais prise copieusement, est un remède triomphant dans la dyssenterie, les maladies bilieuses, et dans les fièvres ardentes. Degner, dans un *cholera-morbus*, a lui-même bu, en vingt-deux heures, jusqu'à quarante-quatre livres d'eau; une autre fois, quarante-huit livres en quatorze heures, et une troisième fois, jusqu'à trente livres en deux heures, avec le plus grand avantage. Il est vrai que, pour soutenir une boisson aussi abondante, il faut un estomac des plus robustes; mais il n'est pas moins certain que la boisson d'eau tiède est très-utile dans la dyssenterie, et que nombre de malades dyssentériques se sont guéris en prenant à chaque quart-d'heure une tasse d'eau tiède. J'ai permis le petit-lait encore beaucoup plus que l'eau tiède, et les malades s'en sont bien trouvés. Les boissons froides étoient généralement nuisibles, au commencement de la maladie ; mais une boisson tiède a l'avantage de passer plus aisément dans le sang par les vaisseaux lactés et les glandes mésentériques.

Je défendis tout ce qui pouvoit obstruer ou échauffer ; comme le lait, la crême, la bouillie d'avoine, de riz, etc. Au lieu d'huile d'amandes douces, j'employai un lait d'amandes, et une solution de gomme arabique. Je défendis particulièrement toute chose frite, le fromage, les aromates, les spiritueux, et entr'autres choses le vin. J'ordonnai aussi qu'on allât promptement à la selle, à la première envie (1). Je conseillai une propreté extrême, comme essentielle à la guérison, et par conséquent de laver soigneusement les langes des enfans.

Je permis aux convalescens de prendre des bouillies ci-devant mentionnées, des fruits cuits, et relevés par une pointe de jus de citron ; ou même alors de légères nourritures faites d'amandes, de lait de blancs d'œufs et de sucre. Quant à ceux qui avoient été plus vivement at-

____

(1) Ce seroit une hérésie parmi les paysans Suisses, que de leur défendre de se retenir long-temps d'aller à la selle.

taqués, je leur dis de s'observer encore quelques semaines , de même que s'ils avoient encore réellement la dyssenterie ; et je leur répétai sans cesse, que la moindre faute qu'ils commettroient dans le régime et dans leur conduite , feroit reparoître leur maladie ; mais surtout s'ils arrêtoient la transpiration , en s'exposant à un air humide , et que leur rechute seroit plus longue et plus dangereuse que la première maladie, comme il est ordinaire.

Suivant les observations que le docteur Mœhrlin fit alors à Ravensbourg en Souabe, non-seulement une diète sévère contribua le plus à la guérison de la dyssenterie , mais il fallut encore se garder pendant huit jours de se surcharger l'estomac après la cessation du cours de ventre , malgré l'appétit quelconque ; autrement on ne parvenoit point à une parfaite guérison, ou l'on essuyoit une rechute. Ce temps passé, les malades de la Souabe pouvoient prendre des alimens tirés du lait ; mais ils devoient encore s'abstenir de toute viande pendant quelques semaines. Le vin même le meilleur étoit ce que ce médecin permettoit le dernier de tout aux convalescens.

Les moyens préservatifs se tirèrent de l'observation et de l'expérience. Comme la chaleur extrême du jour étoit suivie de nuits froides, j'avertis de ne pas se trop échauffer le jour, de ne pas sortir après souper, ou de se tenir vêtu chaudement à cette heure-là. J'éprouvai moi-même en septembre de grandes foiblesses pendant les chaleurs du jour, en allant chez des malades un peu éloignés, quoique je n'eusse que des habits très-minces et très-légers ; et de nuit j'étois obligé de m'envelopper des habits les plus épais. Je défendis aux paysans de se coucher, selon leur malheureuse coutume, sur le sol humide, pour y reposer.

L'expérience a montré que l'odeur qui s'exhale des malades ne fait presque point d'impression dangereuse ; que c'est l'haleine, mais encore plus les selles qui exposent au danger. Elle a pareillement montré que la première conséquence de l'invasion contagieuse est un tressaillement, et qu'un vomitif est avantageux dans cette circonstance. Je fis tenir ouverte pendant la journée une fenêtre à la plupart des appartemens des malades ; ou j'y faisois pendre des rideaux, qu'on levoit deux fois le jour, pour en faire balayer les exhalaisons par un courant d'air. Outre cela j'y faisois verser du vinaigre sur une pelle rouge, pour les parfumer de la vapeur acide. Dans les villages je faisois emporter les excrémens hors des maisons, lorsque je le pouvois, et je les faisois enterrer dans des fosses profondes faites exprès dans les prairies éloignées; et toutes les fois onrecouvroit la fosse d'une terrefraîchement remuée. En attendant que l'on emportât ces excrémens, on les tenoit bien couverts dans quelque lieu à part, et avec défense de les jeter ou dans les privés ou dans les rues. J'empêchai les gens en santé de coucher avec les malades, ou de se soulager sur les mêmes lieux que les malades. Les malades changeoient souvent de linge; et je recommandai sur-tout de ne pas garder longtemps les morts dans les maisons, ou au moins de les séquestrer dans un endroit frais. Il est même important en pareil cas d'enterrer profondément les morts.

Je conseillai aux gens en santé de manger des fruits et des raisins à leur gré, comme un excellent préservatif; interdisant la viande, et du reste permettant de prendre les nourritures de la plus facile digestion, de boire un peu

de vin : car c'est un préservatif contre
la crainte, et il soutient assez les autres
moyens préservatifs rafraîchissans, même les plus foibles. L'usage du vin détermine donc l'application de ce principe, savoir, que tout ce qui cause des
flatuosités et du relâchement dispose à
la putréfaction. Je ne pus assez répéter
aux paysans de ne pas se gorger d'eau,
sur-tout froide, après s'être échauffés.
M. Mœhrlin a remarqué à Ravensbourg,
que ceux qui avoient été exempts de la
maladie, ou n'en avoient eu que de légères atteintes, étoient ceux qui avoient
peu mangé, très-peu bu, ou qui n'a-
voient pas eu froid, et qui s'étoient entretenus dans une grande transpiration
pendant le jour, et particulièrement la
nuit dans le lit.

J'ordonnai un vomitif aux gardes-
malades, à l'approche du danger de la
contagion ; à d'autres je prescrivis une
teinture de rhubarbe ; et au plus grand
nombre d'entr'elles, la crême de tartre.
Au commencement de l'épidémie je fus
moi-même pris de très-fortes tranchées,
d'un vomissement bilieux noirâtre, et
d'un cours de ventre spumeux, par le
dégoût et la répugnance que me causoient les malades. Cela me revint une

seconde fois, et disparut presqu'aussi promptement qu'il étoit venu. Mon seul moyen préservatif fut de fortes doses de crême de tartre, et une indifférence décidée sur la maladie, qu'elle me prît ou non. Dans la dyssenterie, comme dans toutes les épidémies, c'est un des plus sûrs préservatifs que de n'avoir pas peur ; mais tout le monde n'a pas cette force d'esprit. En effet, la crainte est plus nuisible que la constitution la plus mauvaise de l'air. Elle donne la maladie régnante aux sujets les plus sains, et fait périr un malade qui voit mourir à côté de lui une personne qu'il chérissoit. La crainte et le chagrin font ensemble des effets déplorables sur les gens en santé ; mais c'est encore pis à l'égard des malades.

Je n'eus pas besoin de m'inquiéter de ce côté-là pour nos paysans : ils ne connoissent pas ce que c'est que craindre d'être malades ; et s'effrayent très-peu de passer dans un pays d'où il ne seroit pas revenu une seule ame.

CHAPITRE V.

Méthodes curatives générales et particulières,
et leurs suites.

LE point essentiel étoit de faire évacuer à tous les malades la matière bilieuse putride le plutôt possible. Au
commencement je le fis par un vomitif
de vingt grains d'ipécacuanha, au plus,
et toujours diminué, selon l'âge et les
autres circonstances. Je le faisois prendre dans une cuillerée d'eau tiède, ou
d'infusion d'orge, de camomille, etc.
Je faisois boire par-dessus deux tasses
du même liquide, que l'on réitéroit
toutes les fois qu'on avoit vomi.

Je ne trouvai pas avantageux les vomitifs plus actifs : avec un moins efficace
je n'aurois rien fait non plus ; et l'on
sait d'ailleurs que l'ipécacuanha ne re-
lâche pas les solides, quoiqu'il débar-
rasse l'estomac et l'abdomen : ainsi il
est fort préférable. On ne réussit pas
toujours à donner l'ipécacuanha à très-
petite dose : les sujets en éprouvent ordinairement un mal-aise, quoique de

petites doses de ce médicament opèrent quelquefois autant que de grandes, par des raisons faciles à deviner. Selon la manière dont il se donne, il fait vomir trois, quatre, cinq, six, et même jusqu'à huit fois. Ce vomissement enlevoit le mal-aise, et étoit d'autant plus utile, qu'il faisoit évacuer plus de bile. Au troisième jour d'une dyssenterie quoique peu considérable, j'ai même, avec quarante grains d'ipécacuanha, fait jeter à une jeune paysanne une quantité si étonnante de matière bilieuse, que la dyssenterie fut guérie par ce seul vomitif. En général il faisoit évacuer une quantité assez grande de cette matière. Le flux de sang étoit, ou arrêté pour quelques momens, ou au moins diminué ; les douleurs devenoient moins fortes, et les selles moins fréquentes. Cependant le soulagement ne duroit que quelques heures. L'état du malade étoit très-mauvais quand ce court soulagement ne paroissoit pas : autrement on avoit lieu de bien augurer.

J'ai toujours donné le vomitif avec d'heureuses suites (quand j'ai été appelé après le huitième, le quatorzième jour, et même plus tard), toutes les fois que je soupçonnois une matière corrompue dans l'estomac, et que je ne voyois aucune marque d'inflammation ou de suppuration dans les intestins. Je n'ai pas donné plus d'un vomitif à un malade : ce fut peut-être une faute de ma part; mais ce seul vomitif étoit encore pris de très-mauvaise grâce. Quelquefois, étant forcé par des indications contraires, j'ai commencé la cure sans vomitif, et je purgeois d'autant plus; les suites étoient heureuses. Je ne donnai pas de vomitifs à de très-petits enfans, et j'eus tort (1).

Après avoir fait prendre le vomitif le matin, je commençois la cure après midi. On faisoit crever deux onces d'orge avec une once de crême de tartre dans cinq livres d'eau (2), réduites, en bouillonnant, à quatre livres; alors on passoit dans un linge. Je faisois boire cette quantité, tiède, dans l'après-midi et pendant la nuit. Je diminuois la dose de la crême de tartre, selon l'âge; mais en général je m'en tenois à cette dose.

Le second jour je donnois aux adultes

---

(1) Les enfans les soutiennent mieux que les adultes, en bien des cas.

(2) Observez que la livre est de douze onces toutes les fois qu'il en est mention dans cet ouvrage.

trois onces de tamarin bouilli deux minutes dans une livre d'eau, et passé;
aux enfans deux onces; aux petits enfans une once. Ce doux laxatif susci-
toit immédiatement de grandes selles,
et qui par-là étoient moins fréquentes; quelquefois les douleurs cessoient
entièrement, ou au moins elles diminuoient beaucoup, généralement. Une
selle abondante procurée par ce moyen
étoit des plus avantageuses. Au lieu de
tamarin je donnois quelquefois le sel
de Sedlitz à la dose d'une once et d'une
once et demie, et avec le même avantage. Je faisois reprendre pendant la
nuit la décoction d'orge avec la crême
de tartre.

Le troisième jour, je réitérois le tamarin lorsque le mal n'avoit pas encore assez diminué; autrement j'en re-
mettois l'usage au quatrième jour, et
je ne faisois prendre, pendant cet in-
tervalle, que l'eau d'orge acidule.

Après le vomitif, je donnois assez
souvent aux paysans, dans l'après-midi
du premier jour, une drachme de crême
de tartre avec autant de rhubarbe; la
même dose le matin et le soir du second
jour, et le matin du quatrième. Quelquefois je divisois la même quantité en six

prises, et je les faisois prendre l'une après l'autre jusqu'au quatrième jour, prescrivant pareillement la décoction d'eau d'orge. Je diminuois aussi les doses, selon l'âge. Les suites en étoient avantageuses : car j'ai tiré d'affaire nombre de sujets, par le moyen d'un vomitif pris dès le commencement, soutenu de deux drachmes de rhubarbe en poudre avec autant de crême de tartre, et faisant laver avec l'eau d'orge ordinaire, aiguisée d'une once de ce même sel. C'est par cette conduite, que j'ai complétement guéri de la dyssenterie une femme de quatre-vingts ans. Mais en employant la rhubarbe, les douleurs, loin de diminuer, devenoient en général plus considérables ; ce qui n'arrivoit pas quand je la laissois de côté.

La crême de tartre et le tamarin diminuoient les douleurs, loin de les augmenter, lorsqu'ils faisoient aller suffisamment. Ils avoient encore l'avantage de s'opposer aux effets des fièvres putrides, par leur nature acide ; ce que ne faisoit pas la rhubarbe. En effet, outre sa qualité purgative et très-légèrement antiseptique, la rhubarbe n'a que l'avantage de resserrer.

Dans les cas opiniâtres et de plus longue durée, un laxatif de trois onces de tamarin rendoit les selles moins considérables, même au plus haut degré de la maladie, et le sujet en étoit toujours très-soulagé. Ce purgatif, loin d'affoiblir, rendoit les sujets plus alégres et plus forts après ses effets, que lorsque les intestins étoient gorgés de matière putride.

En général, le tamarin opéroit plus promptement et mieux que la rhubarbe seule, ne causoit aucunes douleurs, les diminuoit même beaucoup, et souvent il faisoit disparoître la maladie la plus sérieuse, en trois ou quatre jours, lorsqu'il étoit soutenu avec la crème de tartre. Malgré l'effet du vomitif, les selles étoient considérables quelques heures après; les excrémens très-mauvais, les douleurs très-vives, l'abattement considérable; mais la plupart du temps tous ces symptômes disparoissoient subitement après l'usage du tamarin.

Je vis la fièvre diminuer et disparoître de même que les symptômes de la dyssenterie; au lieu qu'elle s'opiniâtroit et devenoit considérable, si la matière putride n'étoit pas suffisamment évacuée dès le commencement. Je ne me servis contre la fièvre que des moyens dont je viens de parler. Comme ils étoient propres à faire sortir la matière bilieuse putride, ou à la corriger, ils étoient aussi propres à faire cesser la fièvre.

Après le vomitif, je donnai quelquefois alternativement la crème de tartre, la rhubarbe et le tamarin avec succès; mais je commis une faute (1), en ce que, après avoir renoncé à la rhubarbe, je ne me contentai pas d'employer le tamarin avec les autres médicamens.

Une femme de cinquante-cinq ans, à Brugg, se coucha bien portante, et fut prise, au milieu de la nuit, d'un frisson considérable, d'envies d'aller à la selle, avec des tranchées, et rendit des excrémens d'un blanc jaunâtre. Elle eut, outre cela, de grandes envies de vomir; sa bouche devint très-amère, et elle vomit réellement une matière bilieuse. Elle me fit demander le lendemain matin : je la trouvai dans le même état. Le frisson étoit alors suivi d'une alternative de chaleur, d'assoupissement et de délire. Je lui ordonnai une demi-drachme d'ipécacuanha : elle le prit après midi,

---

(1) Plutarque auroit loué cet aveu, comme il le loua dans Hippocrate.

comme le frisson duroit encore; elle vomit très-fort, avec beaucoup de soulagement, et le frisson cessa. Sur le soir, elle eut de grandes chaleurs, un assoupissement, un délire; du reste les selles étoient moindres, et les douleurs de ventre étoient fort supportables. Je n'ordonnai rien pour la nuit, et elle fit vingt selles très-douloureuses. Les excrémens étoient d'un jaune safrané.

Le second jour, je lui ordonnai pour huit et onze heures du matin deux demi-drachmes de rhubarbe, et une once de crême de tartre dans quatre livres d'eau d'orge que je lui fis aussi boire le même jour. Le soir je trouvai les chaleurs et la fièvre beaucoup moindres que la veille; cependant le frisson se faisoit sentir de temps en temps; les selles étoient assez abondantes et douloureuses, les excrémens d'un jaune de safran, et même encore un peu sanguinolens. Les selles furent nombreuses cependant la nuit, accompagnées de vives douleurs, et les excrémens sanguins.

Le troisième jour, j'ordonnai le matin un laxatif de trois onces de tamarin. Le soir, elle avoit fait dix selles très-grandes, suivies d'un soulagement proportionné, et la fièvre me parut extrêmement petite. Je ne prescrivis pour le soir et la nuit que de l'eau tiède bouillie avec du pain. Elle n'eut aucune douleur pendant la nuit, et ne fit qu'une selle.

Le quatrième jour, je lui trouvai le matin une grande éruption aux lèvres, et des aphtes dans la bouche. Je lui ordonnai pour ce jour deux demi-drachmes de rhubarbe, et de prendre, comme à l'ordinaire, une once de crême de tartre avec l'eau d'orge mentionnée. Ces médicamens firent sortir beaucoup de matières fort sanguines, mais sans douleurs. Le pouls me parut encore fiévreux. La nuit elle fit encore trois petites selles et un peu sanguines. Après cela elle dormit très-bien.

Le lendemain je n'ordonnai à prendre qu'une infusion de graine de lin. Les selles s'arrêtèrent, de même que les douleurs. Cependant la malade ne dormit pas la nuit; ce que je pris pour un signe de quelques matières encore résidantes dans les intestins : c'est pourquoi j'ordonnai le sixième jour trois onces de tamarin, à la manière ordinaire. Ce laxatif fit évacuer, en une fois, une quantité prodigieuse de matières. Depuis ce temps-là elle n'eut aucune douleur, dormit bien toute la nuit; elle fit ses selles bien régulièrement les jours suivans, et fut parfaitement guérie.

J'ai souvent observé que le tamarin opère très-efficacement dans des cas où la rhubarbe devient inutile. Pour le prouver, je vais en citer un seul exemple, entre un grand nombre que je pourrois également produire.

Un jeune paysan du district de Wildenstein fut pris d'une dyssenterie des plus violentes. On m'appela le quatrième jour : j'ordonnai un vomitif aussitôt, ensuite une demi-once de crème de tartre, avec la boisson d'orge ordinaire ; et, pour les trois jours suivans, trois drachmes de rhubarbe en poudre, à prendre en six fois.

Le huitième jour, on me fit savoir que le malade ne rendoit plus de sang, mais que ses selles étoient des plus fréquentes et très-douloureuses ; qu'il sentoit à chaque selle une ardeur excessive dans le bas-ventre, et ne rendoit ses urines qu'avec la sensation d'une chaleur extraordinaire. J'ordonnai trois onces de tamarin pour une dose, et une once de crème de tartre avec l'eau d'orge.

Le dixième jour, on me fit savoir que les ardeurs du bas-ventre et des urines avoient cessé tout-à-coup, après la prise

du tamarin, et que les autres douleurs
étoient très-supportables, et les selles
peu fréquentes. J'ordonnai encore trois
onces de tamarin et une once de crême
de tartre à prendre comme auparavant.
Cela opéra si bien, que le malade se rétablit en peu de jours.

Le tamarin opéra également bien,
lorsque les circonstances m'empêchè-
rent d'ordonner un vomitif.

Un homme aveugle et goutteux, âgé
de soixante - deux ans, du district de
Kœnigsfeld, fut attaqué de la dyssenterie et de la fièvre putride, et me fit appeler le deuxième jour. Je ne pus lui
prescrire le vomitif, par rapport à deux
hernies. Je lui ordonnai trois onces de
tamarin fondu dans l'eau, à prendre à
l'instant, et une once de crême de tartre
dans la décoction ordinaire d'eau d'orge,
à boire pendant la nuit.

Le troisième jour de la maladie, on
me dit le matin que le malade avoit pris
tout, et qu'il avoit été extraordinairement à la selle ; que les douleurs avoient
beaucoup diminué, et à proportion qu'il
avoit évacué. Je lui prescrivis encore
trois onces de tamarin et une once de
crême de tartre pour la nuit, dans la
boisson d'orge ordinaire. Cela fit cesser

toutes les douleurs : le malade ne fit que deux selles ; du reste il dormit bien, et les selles n'étoient ni sanguines, ni verdâtres.

Le cinquième jour, je ne fis boire au malade, pendant vingt-quatre heures, qu'une infusion de graine de lin, pour observer, selon ma coutume, la maladie livrée à elle-même, et interroger la nature sur les suites de mon traitement. On me dit, au sixième jour, qu'il avoit encore fait pendant ce temps-là quelques selles liquides, et avoit ressenti des douleurs. Je prescrivis trois onces de teinture de rhubarbe, parce que le tamarin lui répugnoit, et il prit soir et matin une cuillerée de cette teinture. Non-seulement ce traitement le guérit de sa dyssenterie, il me dit même, quelques semaines après, qu'il se trouvoit beaucoup mieux de sa goutte ; que les douleurs de ses nodus paroissoient être dissipées entièrement, et qu'il alloit librement où il vouloit.

Le tamarin guérit aussi seul. Un enfant de quatre ans, du district de Castelen, avoit la dyssenterie et une fièvre putride depuis cinq jours, lorsqu'on m'appela. Je lui prescrivis six onces de tamarin, à prendre à la dose de deux onces chaque fois, le matin, dans l'eau, pendant trois jours. Cela le guérit sans autre médicament.

Les acides sont avantageux de toute manière. Un homme robuste de Brugg sentit, pendant un jour entier, un grand frisson, et une envie continuelle et inutile de vomir. Le soir il fut pris de violentes tranchées, qui durèrent toute la nuit, sans intermission, et les selles furent fort abondantes. Le second jour on m'appela. J'ordonnai une demi-drachme d'ipécacuanha ; il vomit deux fois avec beaucoup de soulagement ; les douleurs ne revinrent que très-rarement pendant la journée, quoique très-vives, et il fit vingt selles. Le soir j'ordonnai une demi-once de crême de tartre, avec une pinte d'eau d'orge, à prendre aussitôt, et pour la nuit. Il prit cette boisson ; les douleurs et les selles cessèrent jusqu'au lendemain matin. Le troisième jour j'ordonnai trois onces de tamarin, qui lui firent rendre trois selles, et le quatrième jour il fut guéri. J'ai aussi traité de la dyssenterie une personne de soixante-six ans, dont le cas étoit bien plus dangereux. Elle fut guérie en quatre jours, par l'usage journalier de trois onces de tamarin, et d'une demi-once de crême de tartre.

Cependant les purgatifs et les anti-septiques seuls n'ont pas toujours fait tout. Les douleurs étoient quelquefois des plus cruelles lorsqu'on n'avoit pas évacué dès le commencement, et que les malades refusoient les purgatifs dans le cours de la maladie; et les épreintes, dans ces cas-là, étoient aussi excessives. Je fus donc obligé d'avoir recours aux anodins, et de modérer, même par des médicamens nuisibles, le cours de ventre trop violent, parce que je me trouvois les mains liées de différentes manières.

Je regardai toujours comme très-dangereux de recourir à l'opium dans la dyssenterie, lorsque le foyer du mal n'étoit pas éteint. Il me fallut donc, dans les cas de douleurs très-vives et opiniâtres, imaginer une méthode par laquelle je pusse administrer ce narcotique sans préjudice. Je réussis quelquefois à calmer les douleurs, mais non toujours sans désavantage.

Le laudanum de Sydenham, donné toutes les six heures jusqu'à six gouttes dans une infusion de graine de lin, calma bien, après de grandes évacuations, de cruelles douleurs, le huitième jour de la maladie, dans un petit garçon de neuf ans, pâle et tourmenté de vers depuis

un an ; mais il augmenta extrêmement
la fièvre , quoique je fisse prendre à cet
enfant, toutes les trois heures , jour et
nuit, une grande cuillerée de teinture
aqueuse de rhubarbe. Il survint aussi en
même temps à cet enfant une envie de
vomir, par l'effet de la matière putride
que le laudanum avoit retenu, et l'enfant
vomit réellement ; mais tous ces mauvais symptômes disparurent par l'usage
réitéré du tamarin , de la crème de tartre
et de la rhubarbe en poudre , et en laissant là le laudanum.

Le laudanum de Sydenham causa aussi des rêves pénibles à un jeune homme
de Brugg, à qui je l'avois ordonné à la
dose de six gouttes , après des évacuations considérables , par rapport à des
tranchées cruelles, et des douleurs assez
vives, dans les membres , lesquelles se
faisoient sentir quand les tranchées cessoient. Cependant les douleurs des membres disparurent le jour suivant. Huit
gouttes données au commencement de
la nuit , et huit gouttes au milieu, firent
un bon effet par le bas chez le même
malade. Il n'eut plus de douleurs dans
les membres , ni dans le ventre, ni de
songes ; mais il eut moins de sommeil,
et il fit sept selles durant la nuit , au lieu

de cent cinquante et de deux cents qu'il faisoit auparavant, chaque nuit. Cependant la maladie tira en longueur, dura quatorze jours; ce que j'attribuai au laudanum, qui, ne soulageant pas le malade, prolongeoit la maladie. Ce malade est le seul à qui je vis une chute de l'anus; néanmoins il fut bientôt guéri, et depuis ce temps-là il est gai et bien portant.

J'ai observé, dans quatre autres cas, que le laudanum de Sydenham, donné après les purgations convenables, calmoit les douleurs, rendoit les selles moins considérables, sans les arrêter; et pour lors je le continuai avec la rhubarbe. Il en résultoit quelquefois l'avantage de diminuer un peu les selles sans les arrêter, et les douleurs diparoissoient pendant ce temps-là; mais il étoit décidément nuisible, s'il étoit donné sans rhubarbe, ou dans les intervalles, ou même peu après.

Un enfant âgé d'un an fut pris de la dyssenterie. On s'aperçut, au quatrième jour, qu'il lui étoit coulé sur les jambes un sang tout pur. Après les plus vives douleurs, cet enfant tomba dans un assoupissement permanent, et eut toutes les parties du corps dans un état spasmodique continuel. Je n'attendois pour lui que la mort. Cependant je lui fis prendre un laxatif de tamarin, toutes les trois heures pendant le jour, et de nuit deux grandes cuillers à café de teinture aqueuse de rhubarbe, beaucoup d'infusion de graine de lin, et toutes les trois heures trois gouttes de laudanum de Sydenham. Les selles furent copieuses, blanches, jaunes, brunes, vertes, rouges et noires. Au moyen de cette méthode, l'enfant fut guéri en quatorze jours, malgré l'éruption miliaire qui survint à la fin de la maladie, et qui se passa par des squammations.

Un enfant de deux ans fut pris de la maladie à Brugg. Aussitôt qu'il en fut attaqué, il perdit tout sentiment par le retirement spasmodique de ses membres. Je lui donnai du tamarin, de la teinture de rhubarbe, mais point de laudanum; et il mourut. Ce cas de mort et le seul que j'ai attribué à ma mal-adresse et à mon insuffisance dans mon art. Tous les autres ne m'arrivèrent que par le peu de docilité des malades.

L'infusion de camomille est ce que je trouvai de mieux après l'opium pour calmer les douleurs : elle est aussi antiseptique. J'ordonnai une infusion copieuse de ce simple, même dans les inflammations des intestins, et souvent avec succès. L'infusion de graine de lin, l'eau de riz, la crême d'orge, les lavemens avec la gomme arabique, étoient fort avantageux contre les tranchées excessives ; cependant les lavemens revenoient souvent sans effet; c'est pourquoi je ne pus m'y fier au plus haut degré de la maladie. Je faisois prendre aussi avec beaucoup d'utilité le lait d'amandes contre les douleurs de ventre.

Mais je m'aperçus bien qu'en général les douleurs ne peuvent cesser entièrement, à moins que la matière putride qui les cause ne soit entièrement chassée dehors. Les vives épreintes, qui étoient si pénibles à la fin de la maladie, ne se calment ni par les lavemens de diascordium, ni de thériaque, ni de lait, que conseille Huxham ; mais c'étoient les évacuations qu'il falloit répéter aussi long-temps que duroit le ténesme. Je remarquai ce ténesme douloureux dans plusieurs de mes malades à la fin d'une dyssenterie très-violente : ce ténesme, presque toujours infructueux, étoit suivi de très-petites selles et très-rares. J'attribuai cela au défaut du mucus naturel dans le rectum ; mais c'étoit mal à propos : car je fis donner des lavemens d'eau

chaude où l'on avoit dissous une demi-
once de gomme arabique : ils ne servirent de rien. Je donnai le laudanum
aussi inutilement. Je prescrivis une cuillerée de teinture de rhubarbe le soir et
le matin; ce qui fit les plus heureux effets.
J'appris par-là que ce ténesme, à la fin
de la maladie, ne vient pas de la nudité
des intestins privés de leur mucus, et par-
là trop sensibles; mais d'une matière
résidante dans les cellules du colon.

Nombre de mes malades me firent appeler tard, ou même très-tard. Dans
tous ces cas, où l'on croit le simarouba,
la cascarille, le cachou si nécessaires, je
donnai encore quelquefois un vomitif,
et je fis avec la rhubarbe seule tout ce
qu'il falloit, lors même que la maladie
avoit duré trop long-temps. Je guéris
en peu de jours, avec un vomitif et les
autres remèdes indiqués, une femme
de soixante-trois ans, dans le district de
Wildenstein. Il y avoit huit jours qu'elle
avoit la dyssenterie, faisant encore en
douze heures cinquante selles, et vomissant tout ce qu'elle prenoit, liquide ou
solide. J'ai même guéri dans la campagne, des malades qui avoient été sans
le moindre secours pendant un mois de
suite. Une dyssenterie opiniâtre leur fai-

soit éprouvé un abattement extrême dans tous les membres, des frissons, de grandes sueurs, et ils ne pouvoient rien digérer. Tout ce que je leur prescrivis, fut quelques doses de rhubarbe, à la quantité d'une demi-drachme, qu'ils prirent le matin pendant deux jours dans une infusion de camomille. Ils reprirent sensiblement des forces, et se guérirent en deux jours, après les évacuations qu'avoit procurées cette poudre; au lieu que, dans ces mêmes cas, la maladie se prolongeoit avec grand danger, lorsqu'on avoit recours à des charlatans ou de vieilles commères pour traiter les malades, en laissant là les médecins et la médecine. Une femme de Castelen avoit la dyssenterie depuis dix jours, et au plus haut degré, lorsqu'elle me fit appeler. Je lui ordonnai de prendre pendant deux jours la crême de tartre dans l'eau d'orge, la rhubarbe en poudre et une infusion de camomille, attendant qu'elle me fît savoir son état subséquent et me demandât les remèdes nécessaires. Elle laissa là ces médicamens, par la raison qu'ils ne l'avoient pas soulagée le premier jour, et ne me fit plus rien savoir de son état. Environ cinq mois après, je vis son mari qui m'apprit qu'elle avoit encore la dyssenterie.

Les conseils des femmelettes qu'elle écoutoit avoient entretenu la maladie, et les selles étoient encore sanguines.

Quant aux sujets qui, sans être alités, ne sentoient que des douleurs de ventre, et étoient en même temps constipés, je leur prescrivis pendant quelques jours de suite de la rhubarbe en poudre, à la dose de demi-drachme à prendre en deux fois. Leurs selles étoient pareillement sanguines à la première évacuation, et blanches comme du pus. Mais, après quelques selles, ils éprouvèrent du soulagement; les douleurs de ventre cessèrent, et ils se rétablirent en peu de jours.

Presque tous les malades que j'ai guéris (or, j'en ai guéri un grand nombre) eurent, au moment de la guérison, une faim extraordinaire; c'est pourquoi je crus qu'il étoit inutile de leur prescrire de quoi fortifier l'estomac et les instestins : les alimens les fortifioient assez. Je prescrivis aux uns une cuillerée de teinture de rhubarbe, à prendre tous les matins; aux autres l'élixir stomachique de Hoffmann. Je n'ordonnai aucun remède fortifiant, dans la vue de prévenir les rechutes.

En général, mes principaux médicamens furent, au commencement de la maladie, l'ipécacuanha, la crème de tartre avec beaucoup d'eau d'orge, et le tamarin. J'employai l'infusion de camomille, celle de graine de lin, le lait d'amandes, les lavemens de gomme arabique, et, avec beaucoup de circonspection, le laudanum. A la fin de la maladie ce fut la rhubarbe qui me servit le plus avantageusement.

CHAPITRE VI.

Suites d'autres moyens curatifs.

Il faut tenter beaucoup de choses, observer tout, comparer tout, lorsqu'on veut s'instruire des secrets de la nature, et savoir tirer, des observations, de justes conséquences qui puissent devenir d'une utilité générale, et s'étendre le plus loin qu'il est possible

Quelques heureux succès nous rendent souvent négligens. Lorsqu'un malade se guérit, nous n'examinons pas si nous aurions pu le guérir par une méthode plus courte, moins incertaine, et en général plus avantageuse. La satisfaction que sent un médecin heureux, est même un obstacle invincible aux progrès qu'il pourroit faire dans son art : car, lorsqu'il est applaudi, il devroit se demander quel est le fondement de cette approbation. J'avoue ingénument que je n'ai pas traité selon tous les principes de l'art les premiers malades dyssentériques de cette épidémie, comme je l'ai fait à l'égard de ceux que j'ai vus par la suite. Quoiqu'il ne soit mort aucun de ces malades, ma méthode étoit cependant vicieuse.

Jamais je n'avois vu de pareille dyssenterie depuis que j'exerçois la médecine. Néanmoins j'avois traité beaucoup de dyssentériques avant cette année-là, suivant même une méthode qui n'avoit pas été infructueuse, puisqu'aucun de mes malades n'en étoit mort. Voici deux exemples de la méthode que je suivois alors.

Une femme de soixante et un an fut attaquée en 1759 d'une violente dyssenterie. Cette femme étoit presque desséchée par nombre d'accès hypocondriaques, et par plusieurs maladies qu'elle avoit essuyées. Elle me fit donc appeler aussitôt. Je lui prescrivis une teinture aqueuse de rhubarbe, à prendre

trois fois, de jour et de nuit, à la dose
d'une bonne cuillerée. En même temps
je lui fis prendre beaucoup de lait d'a-
mandes, fait avec une solution de gomme arabique. Je lui prescrivis aussi des
lavëmens avec la même gomme, et de
la crême d'orge. Peu à peu l'usage de
ces remèdes fit cesser les violentes tranchées, la grande fièvre et les épreintes;
les selles diminuèrent même beaucoup.
A l'entrée de la nuit du quatrième jour,
je crus pouvoir hasarder seize gouttes
du laudanum de Sydenham : la nuit fut
très-tranquille. Le cinquième jour, la
malade fut dans un état paisible, sans
tranchées, sans ténesme, sans fièvre,
n'allant point à la selle, mais ayant bon
courage. Alors je suspendis tout médicament, pour voir si le laudanum ne m'en
imposoit pas. Tous les mauvais symptômes disparurent l'après-midi, sinon
que la malade étoit d'une humeur sombre. Le soir, je réitérai le lait d'amandes
avec la gomme; et les choses restèrent
dans le même état. Cette femme fut rétablie en peu de jours, moyennant un
fortifiant que je lui donnai. Deux ans
après elle eut encore une dyssenterie
très-violente; je la rétablis en huit jours
par le même traitement.

Un jeune homme de vingt ans, très-robuste, sain, gai, vif, apporta avec lui, en 1762, la dyssenterie de Zurzach, où elle faisoit de grands ravages. Sa maladie étoit extrême et accompagnée de tous les plus mauvais symptômes. Son père, ministre à la campagne, et grand sectateur de la doctrine de Paracelse, lui donna un prétendu spécifique infaillible contre la dyssenterie ; mais la maladie ne laissa pas d'augmenter de plus en plus. On m'appela le huitième jour, et je trouvai le jeune homme tout épuisé et presque desséché. Il avoit le visage tout tiré, cadavéreux, au lieu qu'il avoit auparavant le meilleur teint du monde. Sa parole étoit lente, foible, mourante ; il fondoit en une sueur froide dans toutes les parties du corps, et chaque minute il rendoit, avec les plus vives douleurs, des selles sanguines et d'une odeur cadavéreuse. J'ordonnai au père de jeter par la fenêtre tous ses prétendus spécifiques. Au lieu de spécifiques infaillibles, et de fortifians incendiaires, qui eussent fait périr le jeune homme, je ne lui donnai le huitième, le neuvième et le dixième jour de la maladie, qui étoit au dernier degré, que de fortes doses de teinture de rhubarbe,

de lait d'amandes, qu'il rejeta d'abord ;
ensuite de la crême d'orge, des lavemens avec de la gomme arabique. Au
moyen de ces médicamens simples et
peu chimiques, je tirai du tombeau ce
jeune homme, qui reprit en peu de jours
sa santé précédente, sa gaieté, ses couleurs vives et animées.

Ces deux exemples, pris d'un grand
nombre, me conduisirent à essayer la
méthode un peu différente que je pra-
tiquai au commencement de la dyssenterie de cette dernière année. Voici deux
exemples de ces suites.

Une femme de Brugg, âgée de trente-
sept ans, d'une constitution très-sen-
sible, et sujette aux plus vives attaques
hypocondriaques et hystériques, fut
prise de cette dyssenterie. Elle me fit
appeler le troisième jour, au soir, et
me dit que depuis vingt-quatre heures
elle n'avoit fait que vingt selles, mais
avec les plus vives douleurs, et chaque
fois une envie de vomir. Je lui donnai
trois drachmes de rhubarbe en poudre
à prendre en six doses, une toutes les
deux heures, avec une infusion de camomille, et dans les intervalles, de l'eau de
riz et du lait d'amandes. Le quatrième,
je la trouvai avec beaucoup moins de

douleurs ; ses selles étoient encore aussi
abondantes et sanguines. Je lui prescrivis la même quantité de rhubarbe à prendre comme auparavant. Le soir elle se
trouva un peu mieux; mais elle avoit encore fait sept selles. Je ne lui ordonnai
que de l'eau de riz pour la nuit. Le cinquième jour elle me dit qu'elle avoit fait
pendant la nuit huit selles très-douloureuses, et qu'elle avoit eu un ténesme
insupportable. Je lui ordonnai de prendre toutes les trois heures une cuillerée
de teinture de rhubarbe, un lavement
avec une solution de demi-once de gomme arabique, et le soir, de réitérer le
même lavement. Ces remèdes firent cesser presque toutes les douleurs, et de
tout le jour elle ne fit que deux selles,
qui n'étoient pas teintes de sang. Je lui
ordonnai de boire la nuit de l'eau de riz
et du lait d'amandes. Le sixième jour je
la trouvai très-bien; malgré cela je lui
fis continuer la teinture de rhubarbe et
la diète. Elle fut guérie, et éprouva encore deux rechutes : la première, à l'occasion d'un mouvement de colère ; la
seconde, pour avoir essuyé de la pluie
pendant la nuit. Les mêmes médicamens la guérirent.

Je vis à Brugg, au mois d'août de

cette même année, une fille âgée de vingt-neuf ans, attaquée de la dyssenterie. Elle étoit auparavant valétudinaire depuis long-temps, d'un teint extrêmement plombé, sujette à des tumeurs blanchâtres, indolente, et se traînant à peine. Le même soir je fus demandé de sa part. Je lui ordonnai une once de teinture aqueuse de rhubarbe, à la dose d'une cuillerée toutes les deux heures. La même nuit elle eut de grandes douleurs de ventre, fit plusieurs selles, et se sentit une envie continuelle de vomir. Je lui ordonnai, le jour suivant, une demi-drachme d'ipécacuanha, lui faisant continuer ensuite la teinture de rhubarbe ; du reste je lui permis pour nourriture et boisson, la décoction de riz et d'orge, et l'infusion de camomille. Le soir elle me dit que le vomitif lui avoit fait jeter beaucoup de flegme et de bile ; que les douleurs de ventre étoient fortes, les selles moins abondantes ; et je ne lui remarquai aucune fièvre. Je lui prescrivis pareille dose de teinture de rhubarbe. La nuit, les selles devinrent plus abondantes, et les douleurs presque insoutenables. Elle se trouvoit dans le même état le quatrième jour. Je lui prescrivis un once de teinture de

rhubarbe, et deux demi-onces de gomme arabique pour deux lavemens. Les
lavemens revinrent aussitôt à chaque
fois : la malade fut tout le jour tourmen-
tée par un ténesme continuel des plus
douloureux ; elle rendit à la selle une
énorme quantité d'eau, de flegme, de
bile et de sang. J'ordonnai encore une
once de teinture de rhubarbe, à prendre
comme auparavant, et lui fis avaler
beaucoup de lait d'amandes, et de l'eau
de riz. Malgré cela elle eut, toute la
nuit, des tranchées continuelles, fit des
selles fréquentes, de même caractère.
Sa garde ne put tenir à l'infection, quoiqu'elle renouvelât l'air de l'apparte-
ment et emportât aussitôt les selles.

Le quatrième jour au matin tous ces
symptômes étoient montés au plus haut
degré. Outre les boissons ordinaires de
lait d'amandes et d'eau de riz, je lui
prescrivis une cuillerée d'une mixture
faite d'une once de teinture de rhubarbe, de demi-once de gomme arabique,
et de sept onces d'eau, à prendre toutes
les deux heures. Le soir je trouvai la
malade étant continuellement sur la
chaise, rendant des selles abondantes,
d'une puanteur suffoquante, jaunes,
vertes, brunes, noires et délayées dans

beaucoup de sang ; les douleurs, les angoisses, les tourmens étoient portés jusqu'au désespoir. Je lui fis prendre la moitié de la mixture précédente, dont elle n'avoit pas fait usage, et je prescrivis pour dix heures du soir vingt gouttes de laudanum de Sydenham ; j'ordonnai en outre qu'on lui fît avaler le plus qu'on pourroit de lait d'amandes. A peine eut-elle pris le laudanum, qu'il parut sur ses joues, aussi pâles que la mort, une grande sueur. Elle dormit quelques heures, et n'eut que de petites douleurs. Le cinquième jour je lui fis prendre la moitié restante de la mixture, et, outre cela, beaucoup de lait d'amandes et d'infusion de camomille. Dans l'après-midi je lui trouvai le visage fort rouge, une fièvre sourde ; la malade faisoit peu de selles en une heure, mais cadavéreuses et sans flux de sang, quoique les douleurs fussent considérables. Je lui fis prendre un lavement de gomme arabique, qui produisit aussitôt son effet. Le soir, les douleurs furent très-vives : je prescrivis seize gouttes de laudanum de Sydenham, et beaucoup de lait d'amandes. Elle dormit quelques heures, fit la nuit cinq selles sans douleurs, et se trouvoit le matin beaucoup mieux à tous égards.

5

Le sixième jour, je ne prescrivis que les mêmes lavemens, l'eau de riz et le lait d'amandes. Elle fit trois selles un peu rouges. L'après-midi je la trouvai sans fièvre, sans chaleur et sans douleurs. Je fis réitérer les lavemens et les mêmes boissons. Malgré cela les douleurs revinrent, les selles alloient leur train, vertes, noires, avec une teinte de sang, mais moins fétides. La malade étoit sans aucune fièvre, mais comme stupide, et bouffie. Je prescrivis seize gouttes de laudanum : il fit la nuit l'effet ordinaire, et la malade rendit trois selles de même caractère. Le septième jour, j'ordonnai de bon matin une once de teinture de rhubarbe, à prendre par cuillerée toutes les deux heures, et je fis continuer les mêmes boissons. La malade rendit pendant la journée neuf selles toutes jaunes, très-fétides, mais sans aucune douleur, et avec beaucoup de soulagement. J'ordonnai pour la nuit seize gouttes de laudanum ; et elle fit deux selles presque inodores. Le huitième jour je n'ordonnai rien, afin de voir où la maladie en étoit. La malade fit quelques selles, mais encore très-fétides, bilieuses et douloureuses. La nuit je prescrivis le laudanum, et pour le jour suivant une cuillerée de teinture de rhubarbe toutes les trois heures. Le neuvième jour elle se trouvoit bien, gaie, et extraordinairement contente. Les selles étoient peu de chose, mais toujours bilieuses. Je fis continuer la teinture de rhubarbe, et conseillai de prendre quelques alimens un peu plus solides. Elle eut encore quelques douleurs la nuit. Le dixième jour elle fit cinq selles ; du reste elle se trouvoit fort bien. Elle fut aussi bien le onzième ; et je ne lui prescrivis pour le matin et pour le soir qu'une cuillerée de teinture de rhubarbe. Elle dormit toute la nuit suivante, et le flux de ventre avoit entièrement cessé. Il en fut de même le douzième jour ; cependant je conseillai encore la teinture de rhubarbe deux fois pendant le jour. Le quinzième, elle ne sentoit plus que de la foiblesse. Je prescrivis une once d'élixir vitriolique, à prendre à la dose de quarante gouttes dans de l'eau, deux fois le jour ; ce qui la rétablit entièrement.

Un homme instruit sent aisément quel auroit été le défaut de cette méthode, quant à la dyssenterie de 1765. Certains médecins pensent être fort importans, quand ils ont donné, goutte à goutte, une teinture de rhubarbe à des adultes.

Degner donnoit seulement, toutes les quatre ou six heures, une cuillerée ou demi-cuillerée de sa teinture de rhubarbe dans la dyssenterie de Nimègue. Mes doses furent plus fortes et plus fréquentes. Néanmoins la rhubarbe opéroit trop lentement, en ce qu'elle ne faisoit pas assez évacuer à la fois, ne résistoit pas efficacement à la putridité, et laissoit monter la maladie au plus haut degré. Dans quelques-uns des cas les plus violens, que je ne rapporterai pas ici pour ne pas ennuyer, j'ordonnai d'abord un vomitif, ensuite beaucoup de teinture de rhubarbe, jusqu'au cinquième jour, et outre cela du lait d'amandes, de l'eau de riz, sans effet avantageux ; au lieu que, dans ces cas-là, là crême de tartre opéroit un changement subit, par les selles plus abondantes qu'elle procuroit. Je conclus donc de-là, que la méthode précédente ne valoit rien dans notre épidémie, et que je devois réserver la rhubarbe pour les cas les moins graves, dans lesquels je la voyois bien réussir. Je m'aperçus aussi qu'elle devenoit un excellent médicament vers la fin de la cure.

La rhubarbe en poudre ne purgeoit pas non plus assez au commencement :

elle augmentoit toujours les douleurs ;
ce qui n'arrivoit pas avec la teinture de
rhubarbe. La rhubarbe en poudre avec
la crême de tartre purgeoit mieux, mais
avec de grandes douleurs ; au lieu que
le tamarin opéroit de promptes et abondantes évacuations, et sans susciter de
nouvelles douleurs ; et les selles devenoient moins fréquentes immédiatement après. Je voyois ceux à qui je
donnois le matin un vomitif, et le soir,
comme le jour suivant, matin et soir,
une demi-drachme de rhubarbe chaque
fois, se guérir plus tard que ceux à qui
je prescrivois beaucoup de crême de
tartre avec de l'eau d'orge. On voit par-
là que de grands médecins, et Degner
même, regardent avec trop peu de fondement la rhubarbe comme le purgatif
le meilleur de la nature dans la dyssenterie, par rapport à sa qualité purgative et
fortifiante, ou plutôt astrigente; et que,
dans une dyssenterie accompagnée de
fièvre putride, la rhubarbe, sans l'addition des médicamens acides, laisse la
maladie aller son train et se prolonger.
La rhubarbe n'est donc pas un spécifique
dans la dyssenterie.

Je parlerai ici du verre d'antimoine
ciré, des fruits des arbres et des raisins,

dont d'autres médecins se sont servis avec succès. Un ecclésiastique luthérien, homme de génie, et ministre à Ravensbourg en Souabe, conseilla très-fort au docteur Mœhrlin de la même ville, d'essayer le verre d'antimoine ciré. Huit jours après, ce médecin lui dit qu'il l'avoit essayé sur trois personnes, mais avec un si grand mal-aise des malades, qu'il avoit été obligé d'administrer au plutôt ce qu'il avoit cru capable de faire cesser les symptômes alarmans, et qu'il n'avoit pas envie de le réitérer. Comme l'ecclésiastique étoit persuadé que ce médicament ne pouvoit avoir produit de mauvais effets, relativement au but direct de la cure, il pria instamment ce médecin de ne pas renoncer à l'usage du médicament, d'autant plus qu'il étoit aisé d'en arrêter les effets nuisibles accidentels. Quelques semaines après, l'ecclésiastique vit le médecin, qui lui raconta avec beaucoup de joie que ce médicament, administré avec de la racine d'althéa, avoit tiré d'affaire plusieurs personnes qui s'étoient très-bien rétablies en deux jours, quoique le remède, loin de produire d'abord chez elles un bon effet, eût été suivi du délire, et que ces personnes eussent été au bord du tombeau. Le médecin continua le remède, sur-tout lorsqu'il apercevoit quelque malignité. Les effets furent heureux.

Rassuré par ces succès, M. Mœhrlin m'écrivit lui-même tout le détail de ce traitement. Il avoit fait la première tentative sur une femme de soixante-dix ans. Le matin il avoit ordonné six grains à jeun dans de l'eau tiède, ordonnant de ne boire et de ne manger que trois heures après. Ce temps-là passé, il se rendit chez la malade, la trouva très-foible et très-mal, et n'attendit bientôt qu'un événement fatal. Cependant il encouragea la malade, et lui fit prendre lui-même une bonne dose de bouillon de mouton gras. En deux heures de temps elle fit vingt selles; après quoi les selles ne furent plus sanguines, les douleurs cessèrent, et la nuit la malade reposa deux heures. Le jour suivant, le flux de ventre s'arrêta encore plus, et le médecin resta tranquille. Le troisième jour la malade le remercia de son heureux remède, lui dit qu'elle n'avoit fait que trois selles de la nuit, et qu'elle avoit bien dormi. Le médecin ne lui ordonna qu'un bon régime, et la trouva parfaitement guérie quelques jours après.

M. Mœhrlin continua pour lors l'usage de son médicament, d'autant plus que le nombre des malades augmenta vers la fin du mois d'août, et que la rhubarbe et le simarouba étoient trop chers pour les pauvres. La première prise de six grains causoit à tous les malades des mal-aises, des défaillances; ce qui n'arrivoit plus à la seconde, ni à la troisième. Le docteur étoit près de renoncer au médicament, que l'on soupçonnoit de quelque qualité réellement délétère, parce que l'apothicaire ne trouvoit pas son compte à ne vendre que cela. Malgré cela, le médecin examina mûrement s'il n'étoit pas possible d'obvier à ces inconvéniens; ce qui ne lui parut pas difficile. Au lieu de défendre de boire, avec un ton d'autorité, il fit avaler en même temps une tasse d'eau d'orge au commencement, ou toute autre boisson adoucissante. Ensuite il pensa qu'il seroit peut-être plus avantageux de mêler trois ou quatre grains de poudre de racine d'althéa avec le verre d'antimoine. Il en vit les effets qu'il se promettoit : les mal-aises et les défaillances n'arrivèrent plus; les selles devinrent plus fréquentes, plus fortes, et se rendirent sans douleur.

Pour lors il administra encore le remède à plus de soixante-dix personnes de tout âge. Trois doses de six à huit grains suffirent pour guérir le plus grand nombre. La première dose augmentoit le flux de ventre ; la seconde le diminuoit, et il cessoit à la troisième. Rarement il fut nécessaire d'augmenter les doses, ou de les diversifier. Il en fit prendre neuf doses, dont la dernière de quatorze grains, à un sujet qui ne vouloit pas s'astreindre au régime qu'il prescrivoit. Cette dose procura trente et quelques selles en quatre heures, après quoi les coliques et les selles cessèrent; le sommeil revint, et en peu de jours le malade fut guéri. M. Mœhrlin trouva chez lui que la saignée étoit un des meilleurs moyens curatifs, quand on la faisoit dès le commencement de la maladie ; et au contraire une opération très-dangereuse, quand la cause du mal s'étoit répandue par tout le corps. Trois doses du médicament n'étoient plus alors suffisantes ; et à la fin de la maladie il survenoit une leucophlegmatie universelle qui duroit plusieurs semaines.

Tout résumé, l'on peut dire que ce médicament fit, dans la dyssenterie de Ravensbourg, les mêmes effets avantageux qu'on en avoit vu long-temps auparavant à Édimbourg, dans l'épidémie dyssentérique qui y régna. J'aurai encore occasion d'en parler dans la suite de cet ouvrage.

On usa dans notre dyssenterie d'un moyen curatif plus agréable à prendre, mais regardé comme un vrai poison dans de pareils cas ; et les effets en furent aussi heureux. Le docteur Keller, jeune médecin de Winfeld, dans le district de Thurgau, homme adroit, bon observateur, eut non-seulement occasion d'essayer les fruits et les raisins dans notre dyssenterie, il en vit même les plus grands avantages : il en fit le premier essai sur un enfant d'un an et demi, qui avoit depuis huit jours la dyssenterie la plus cruelle. Il ne vouloit prendre aucun médicament, malgré les ruses dont on usoit pour le tromper ; les convulsions l'avoient pris plusieurs fois, et il paroissoit près de sa fin. Les parens prièrent le docteur d'essayer tout pour sauver leur enfant. Il conseilla les raisins. La crainte de voir périr l'enfant l'emporta sur celle du malheureux préjugé. L'enfant mangea le soir deux grappes de raisin, et dormit toute la nuit. On lui en redonna le lendemain, et pendant huit jours, tant qu'il en vouloit ; et il fut guéri.

Le même médecin eut à traiter un homme fort instruit dans la médecine, attaqué de dyssenterie. Le malade avoit pris, avec de bons effets, les purgatifs nécessaires, et ne pouvoit plus se résoudre à prendre aucun médicament. Le docteur lui ordonna l'usage des fruits. Trois jours après, il en reçut cette lettre.

« La répugnance que j'avois pour tout
« médicament m'a enfin déterminé à re-
« courir aux fruits. Je commençai avant
« midi à manger deux grappes de rai-
« sin ; à midi je pris quelques prunes de
« Damas cuites, et outre cela quelques
« crues, avec trois pêches ; et le soir
« quelques mûres sauvages. Les choses
« allèrent bien jusqu'à huit heures, que
« la guerre commença ; de sorte que je
« pus me tenir à peine une demi-heure
« au lit. Cependant je ne sentis aucune
« douleur, aucun ténesme, ni autre in-
« commodité. Deux potions de manne
« et quatre doses de rhubarbe en poudre
« n'auroient certainement produit chez
« personne un effet aussi considérable.
« Cela fut suivi d'un sommeil naturel.
« Le matin je me trouvai très-bien, et
« je mangeai avec plaisir ma soupe de
« semoule. Ces heureuses suites m'en-
« gagèrent à continuer ainsi le jour

« suivant. L'effet fut en général le mê-
« me, quoiqu'un peu moins vif. L'appé-
« tit et le sommeil vont de mieux en
« mieux ; et, grâce à Dieu, mon état de-
« vient meilleur d'un jour à l'autre. »

Cette lettre du malade fut lue à tous les malades par le docteur Keller : il les engagea à manger des fruits ; ce qui fut suivi des meilleurs effets.

Un médecin un peu timide, et qui n'é-toit peut-être pas assez libre de préjugés, dit, devant la société de Zurich, que les fruits pouvoient bien être utiles par la quantité d'air qu'ils lâchent, selon les expériences de Hales et de Macbride, mais que leur flatuosité, qui distendoit trop les intestins, pouvoit bien aussi pré-judicier aux fibres trop irritées de ces vis-cères. M. Heiddegger, personnage re-commandable par son savoir et par sa place, répondit que les mêmes expé-riences prouvoient que l'air qui se pro-duisoit intérieurement étoit ensuite ab-sorbé par les sucs des fruits, après que la fermentation avoit cessé ; et qu'ainsi la distension ne pouvoit pas durer long-temps. Rien de mieux réfléchi. Il me semble que les fruits ne distendent les intestins qu'à un certain point peu dan-gereux, et cela dans des sujets qui ont

une aptitude aux flatuosités par la négligence des purgatifs nécessaires, ou
parce qu'ils ont le ventre trop resserré,
ou que les épreintes sont considérables.
La manne est même flatueuse, quand
elle ne purge pas assez; mais certains
fruits opèrent comme purgatifs, sur-
tout les raisins, dans la plupart des sujets; et les vents sortent en même temps.
Ainsi l'on ne doit pas appréhender que
le ventre d'un sujet crève comme une
bombe, comme quelques médecins le
craignoient.

Il suit de tout ce chapitre, que la teinture aqueuse de rhubarbe peut opérer
quelques cures dans les cas dyssentériques; mais que ce fut un médicament
trop foible en général; que la rhubarbe
en poudre laissoit la maladie aller son
train, et se prolonger ; qu'ainsi la rhubarbe n'est pas un spécifique dans ces
cas-là; que le verre d'antimoine, donné
comme on l'a vu, a paru un des meilleurs médicamens contre cette maladie;
et que les fruits, sur-tout les raisins, ont
opéré comme d'excellens moyens curatifs, malgré tout ce que les contes et les
préjugés des commères en ont fait dire.

CHAPITRE VII.

*Effets des remèdes astringens, obstruans et
incrassans ; des aromates , de l'eau-de-vie
et du vin.*

LES anciens médecins s'accordent tous
relativement à la cure de la dyssenterie (1) : ils prétendent que l'on ne doit
pas chercher à faire évacuer la matière,
mais plutôt la retenir , et arrêter les
évacuations par des remèdes astringens
et épaississans. Leur diète étoit réglée
conformément à ce principe, aussi-bien
que leur méthode curative.

Ces opinions déraisonnables sont de
toute antiquité. Les médecins ont pris ,
de notre temps, une route toute contraire dans la dyssenterie bilieuse, et ont
employé en grande partie des remèdes
d'une nature tout opposée aux astringens ; mais les hommes rejettent volontiers , dans la spéculation, ce qu'ils font
dans la pratique. Les astringens ne sont
pas encore bannis dans ces cas-là ; et de

____

(1) Cela souffre des exceptions.

cent médecins, il y en a quatre-vingt-dix qui les ordonnent (1). Ils font, à la vérité, précéder quelques purgatifs; mais à quoi sert de donner le premier jour un vomitif, le second de la rhubarbe, et ensuite rien que des médicamens astringens? Je me suis vu obligé deux fois, dans l'épidémie de 1765, d'ordonner un purgatif le neuvième et le onzième jour, lors même du plus grand danger, la fièvre étant très-forte, les selles innombrables, et la foiblesse extrême. Ce purgatif étoit du tamarin. Les selles diminuoient à tous égards à proportion de l'effet du purgatif, et en peu de jours les maladies parvenoient à leur terminaison. Qu'on me dise donc à présent que j'aurois dû faire dans ces cas-là ce que faisoient la plupart des médecins, et donner par conséquent des styptiques après les évacuations des premiers jours! Il en seroit incontestablement résulté une très-longue maladie, ou la mort.

Les cheveux me dressèrent dernièrement, en lisant ce que le collége de médecine de Berne ordonna aux paysans de faire en 1727, pour se précautionner

---

(1) Cela peut être en Suisse.

contre la dyssenterie. Ces médecins de
Berne firent d'abord l'observation importante, que l'épidémie dyssentérique
de cette année-là ne venoit pas seulement de la dépravation de l'estomac,
mais encore d'une inflammation des intestins provenante d'une fièvre ardente:
ainsi il régnoit alors une dyssenterie accompagnée d'une fièvre inflammatoire.
Cependant ils ne prescrivirent, dans
leurs avis au peuple, presque rien autre
chose que des médicamens styptiques
et obstruans, et par conséquent tout ce
qu'il y avoit dans la nature de plus propre à augmenter l'inflammation.

L'avis que ce même collége fit imprimer en faveur du peuple en 1750, dans
un cas semblable, est un peu différent.
Néanmoins, si l'on excepte quelques
fortes doses d'ipécacuanha et de rhubarbe, les autres moyens curatifs sont aussi
astringens et aussi obstruans qu'il soit
possible. Cette méthode étoit sans doute
très-bonne alors en différens cas; mais
je demande excuse, si je ne m'en suis
pas tenu à ces avis en 1765, quoiqu'on
les ait encore répandus çà et là cette année-ci dans la campagne, je ne sais par
quelle méprise. Les routiniers les suivirent si bien, que leurs malades étoient

à peine hors d'affaire au bout de trois mois. Ces gens n'ont probablement jamais lu de médecine que ces seuls avis.

L'esprit de contradiction n'est pas mon défaut, quelques contrastes que j'aye eu à essuyer dans ma patrie, par rapport à la vérité. Il n'est pas moins vrai que les astringens ou les narcotiques donnés avant le temps, suppriment les selles (ce qui devient mortel dans presque toutes les espèces de dyssenteries), augmentent les tranchées, la fièvre, la chaleur et le danger, suscitent des hoquets, des serremens de cœur, des ulcères dans la bouche, des vomissemens de sang, des inflammations dans les intestins, et une gangrène mortelle; ou bien causent aux malades des tranchées continuelles, des constipations extrêmes, la goutte, l'étisie, la jaunisse, la tympanite, des œdematies aqueuses, l'hydropisie, et la perclusion totale des membres. On peut voir ce que Degner et Tissot on dit de ces médicamens styptiques (1) : ils feront peut-être mieux valoir mon opinion que moi-même; ils en disent plus qu'il ne faut pour cela.

----

(1) Je passe ici les citations prises de ces deux médecins : on les verra dans leurs ouvrages.

Un certain Otto-Fréderic Meier a soutenu, cette année-ci, à Gottingue, sous
la présidence de M. Vogel, une thèse
dans laquelle il prétend que les purgatifs
ont produit les plus tristes effets dans les
épidémies de 1758 et de 1762. Cela peut
être arrivé dans un très-grand degré de
malignité; mais peut-on appliquer ce
principe à une dyssenterie bilieuse ou
accompagnée d'une fièvre putride. Il
veut donc que les astringens et les incrassans aient la préférence. Avec la per-
mission de cet honnête homme, je le
prie de lire mes réflexions, et je me ren-
drai à ses avis, s'il est en état de me prouver que mon expérience est aveugle et
mal fondée. La vérité gagne toujours à
ces débats, quand ils sont honnêtes.

Mais je passe directement à ce que
l'expérience m'a appris sur ces remèdes
pendant l'épidémie de 1765.

Un jeune mégissier d'Arau arrêta sa
dyssenterie avec la bouillie d'avoine, recommandée par les médecins de Berne
en 1750, et se constipa très-bien. Il en
perdit l'usage des pieds et des mains. En
décembre même il ne pouvoit plus ni
travailler, ni marcher : il avoit les pieds
et les mains immobiles, et on les vit se
dessécher de jour en jour.

Un homme de quarante ans, du comté de Lentzbourg, eut la dyssenterie, et prit d'un charlatan un remède astringent. Le flux de ventre cessa, et il fut pris aussitôt de douleurs articulaires qui le mirent au désespoir.

Une jeune paysanne de onze ans, du même comté, arrêta sa dyssenterie avec un pareil médicament que lui donna le bourreau du canton de Berne. Le flux de ventre et les douleurs cessèrent ; les pieds et le ventre lui enflèrent. Elle mourut un mois après dans ce même état.

Un paysan de trente ans, des dépendances de Soleure, prit du même bourreau de prétendues gouttes d'opium. Les pieds et les mains lui enflèrent, et il devint perclus. Vers la fin de décembre il se fit porter à Arau, d'un médecin à l'autre, pour trouver du soulagement.

Nos paysans prirent aussi quelquefois du lait chaud. Ce remède, innocent en apparence, devint très-préjudiciable dans quelques attaques violentes de dyssenterie. Les selles diminuoient, il est vrai, et cessoient même entièrement, mais les malades étoient aussitôt pris de douleurs articulaires des plus vives, et devenoient ineptes à tout travail, tant ils étoient foibles.

M. Keller n'a jamais vu non plus de bons effets du lait, et encore moins de l'huile. Plusieurs se vantèrent, il est vrai, d'avoir été guéris en prenant beaucoup de lait chaud aussitôt qu'il étoit tiré ; mais cela n'arrive que dans le cas de cours de ventre simple, et en suivant un régime exact. En effet M. Keller n'a observé aucun bon effet du lait dans une vraie dyssenterie.

M. Dummelin, du district de Thurgau, a encore observé ceci à l'égard de deux enfans, l'un de dix ans, l'autre de treize, à qui l'on avoit fait prendre beaucoup de lait chaud qui venoit d'être trait, au commencement de la dyssenterie. Ces enfans sentirent d'abord une oppression extrème à l'estomac, ensuite ils vomirent le lait, caillé, aussi dur que de la présure de chèvre, et modelé comme de vraies crottes de chien. Ils moururent dans des convulsions peu de jours après. M. Dummelin avoit déjà remarqué ces mauvais effets du lait dans les dyssenteries épidemiques de 1758 et 1759.

On employa cette année-ci à Thurgau les médicamens styptiques, incrassans, les somnifères de toute espèce et de toute couleur. Les plus fameux spécifiques du peuple furent le vin rouge avec le poivre, la viande de mouton cuite dans du talc, l'eau-de-vie, des glands écrasés, que l'on faisoit bouillir dans le vin : il en guérit très-peu de monde, et le plus grand nombre en mourut. Le collége des médecins de Berne a aussi préparé des glands en 1750; et cette année-ci il les a conseillés au peuple comme un médicament excellent. Au contraire, le conseil de santé du même canton a fait lire un édit en chaire pour les défendre comme très-pernicieux. En un mot, les glands sont extrême-ment astringens, et causent les obstructions les plus opiniâtres.

La plupart des paysans de Thurgau se servirent, comme de médicamens domestiques, de petits gâteaux faits de graisse de mouton, d'œufs et de menthe. Nombre prirent de la racine de bistorte en poudre, d'autres de la sanguine (ou pierre hématite); ceux-ci de la poudre à canon dans un œuf mollet; ceux-là de l'ail. Ceux qui n'avoient qu'une légère dyssenterie, ou plutôt qu'un cours de ventre, ne ressentirent pas du mal de ces drogues; mais, dans le cas d'attaque plus grave, ils éprouvèrent un abattement extrême, devinrent hydropiques et cachectiques.

Les chirurgiens-barbiers du district de Thurgau commencèrent presque toujours leurs traitemens par des astringens, ce qui empiroit l'état des malades, ou les faisoit décidément périr ; de sorte que ces docteurs-barbiers convinrent enfin que cette maladie surpassoit leurs grandes lumières.

Un des grands docteurs routiniers de Thurgau bornoit toute sa méthode à deux choses. Le premier jour il donnoit un mélange d'ipécacuanha et de rhubarbe ; le second jour du laudanum de Sydenham, et s'en tenoit là jusqu'à ce que le flux de ventre cessât. Le 1ᵉʳ de décembre, lorsqu'on m'écrivit ceci du district de Thurgau, les malades de ce routinier étoient, sans exception, presque tous morts d'hydropisie, ou dans les plus cruelles douleurs arthritiques ; ou quelques-uns n'attendoient plus que la mort pour terminer leur triste vie. Le peuple étoit trop stupide pour apercevoir la mauvaise manœuvre de cet empirique, par cette mortalité qui ne la prouvoit que trop. La moitié du peuple crioit : « Ceux-ci sont morts d'hydropisie ; » et l'autre moitié : « Ceux-là ont péri de « douleurs articulaires. » Mais on ne voyoit pas plus loin.

Selon les observations de l'excellent médecin Gugger, les astringens, les aromates augmentèrent les tranchées, la fièvre, et causèrent la gangrène aux intestins, dans la ville de Soleure; mais rien ne causa une mort plus cruelle et plus certaine que l'usage mal-adroit du laudanum.

Voici le cas où s'est trouvé un anglois après des remèdes astringens, et la méthode que j'ai employée pour le traiter. Cet homme avoit été pris d'une violente dyssenterie onze jours auparavant, près des îles Borromées. Les médecins italiens lui donnèrent d'abord deux fois de la rhubarbe, et à forte dose la première fois; ils tachèrent aussitôt d'arrêter la maladie avec de l'opium et autres médicamens obstruans. Le malade s'empressa de passer en Suisse, avec sa dyssenterie et ses médicamens. Il voyagea par une grande chaleur et à cheval. Le voyage sembla l'égayer. Il passa le Saint-Gothard, et vint, du climat très-chaud de l'Italie, dans une contrée du froid le plus vif. Un médecin italien, qu'il avoit amené avec lui, crut devoir lui faire prendre tous les soirs un médicament styptique; mais la nature fut plus adroite que l'art. Le malade fit à Zurich deux selles des plus copieuses le 6 et le 7 août, n'en dit rien au médecin, se trouva mieux. Il vint le même jour de nos côtés, dans l'intention de se reposer pour suivre son voyage, et me dit qu'il vouloit s'abandonner à mes soins pour le rétablissement de sa santé.

Je le trouvai fort gai, sans le moindre sentiment de douleur dans le bas-ventre, ni la moindre envie d'aller à la selle, sans fièvre, et n'étant pas trop foible. Je lui prescrivis néanmoins le matin et le soir une grande cuillerée de teinture de rhubarbe, et une diète convenable. Le 8 d'août il avoit fait deux selles naturelles, avoit bien dormi, et se trouvoit on ne peut mieux. Je prescrivis encore la même dose de teinture de rhubarbe. Il se sentit bien jusqu'au soir. Le 9 je fus appelé du matin avec grande hâte. Il avoit fait deux selles assez considérables et qui n'étoient pas fétides ; il n'avoit pas dormi, se sentoit de la fièvre, et étoit encore fort agité. Je trouvai le pouls dans le même état ; j'ordonnai encore une cuillerée de la teinture, un demi-verre de lait d'amandes toutes les deux heures, pour avoir lieu d'observer la maladie.

L'après-midi il étoit dans un état fort

pénible : le pouls étoit plus fréquent ; le mal de tête extrême et très-douloureux. Vers le soir une envie de dormir, de deux heures, mit fin à cet état. Au commencement de la nuit le malade tomba dans une grande foiblesse, sommeilla ensuite jusqu'au matin, et la fièvre fut assez forte. A son abattement d'esprit je ne pus assez déterminer la nature de sa fièvre. Je pris le parti de continuer le lait d'amandes, pour voir, en attendant, s'il n'y avoit pas dans le corps quelque matière que l'on dût évacuer. La douleur de tête diminua vers le matin ; mais le pouls étoit encore un peu fréquent.

Le jour suivant j'ordonnai une demi-once de manne dans de l'eau, et autant de crême de tartre pour une prise. Il rendit beaucoup de matière bilieuse, fétide ; les selles furent nombreuses, et sans le moindre sentiment de douleur dans le bas-ventre. Le soulagement augmenta à proportion des évacuations. Il se trouva très-bien jusqu'à une heure après midi.

Alors il fut saisi d'un frisson et d'un tremblement universel et extrêmement fort, qui dura trois heures, avec une soif inextinguible, un grand mal de tête et quelques envies de vomir. Le frisson fut suivi d'une chaleur sèche universelle, et

6

d'une fièvre violente, accompagnée d'anxiétés et de délire. J'ordonnai une once de crême de tartre à prendre en douze doses, une chaque heure, dans une infusion de fleurs de sureau, et je conseillai de boire beaucoup de limonade, ce qui fit évacuer une quantité étonnante de matières putrides et d'une puanteur infecte. A la pointe du jour cet accès se termina par une sueur très-fétide, comme il arrive dans les fièvres intermittentes.

Le troisième jour depuis cet accès, le malade se trouva très-bien le matin. J'ordonnai une légère potion de deux onces et demie de manne, et d'une demi-once de crême de tartre. Il sortit encore une quantité considérable de matière très-putride. Le soir le malade se trouvoit très-bien ; il fut tranquille toute la nuit, et ne prit que beaucoup de limonade.

Le quatrième jour au matin je le trouvai fort gai et très-bien. J'ordonnai une once de crême de tartre en douze prises, une toutes les deux heures, dans un verre de limonade. Vers midi je fus subitement appelé. Un même frisson venoit de prendre le malade : il dura une heure, pendant laquelle le malade vomit beaucoup et alla souvent à la selle. Après ce frisson, il fut dans le même état qu'après le premier. Vers dix heures du soir l'accès se ralentit et cessa bientôt. J'ordonnai encore la crème de tartre et la limonade, comme avant. La nuit le malade fut assez tranquille, quant au corps.

Le cinquième jour j'ordonnai un vomitif de demi-drachme d'ipécacuanha, qui opéra très-peu, et indiqua, aussi peu que les vomissemens précédens, la présence d'une matière étrangère dans l'estomac. Pendant la matinée le malade rendit plusieurs selles très-fétides. Dès l'accès du quatrième jour j'avois remarqué que, lors de son grand abattement d'esprit, suite naturelle de la maladie, le blanc des yeux lui étoit devenu extrêmement jaune. J'appréhendai de-là, qu'à l'accès imminent la bile ne se répandît en grande quantité dans les intestins, ou ne passât dans le sang; et qu'enfin, d'une simple fièvre tierce putride, il n'en résultât une double tierce de même caractère, des plus dangereuses pour ce seigneur si nécessaire à sa patrie.

Toutes réflexions faites, je crus devoir recourir au quinquina. J'en ordonnai une once avant l'accès prochain, que je craignois pour le 14 d'août, vers six heures du matin, selon le cours précédent de la maladie. Je fis donc commencer à deux heures après midi, et à quatre heures du matin l'once étoit prise. L'estomac se révolta contre le quinquina (1): il survint de fortes envies de vomir, et l'abattement d'esprit ordinaire persévéra. Je tâchai de favoriser et de soutenir le vomissement, laissant aussi aller les selles qui étoient assez fréquentes, parce que je les regardois comme avantageuses, et comme l'effet du quinquina. Au soir et au commencement de la nuit, le pouls étoit inégal, vague et quelquefois fréquent; ce que j'attribuai à l'état de l'esprit du malade.

Le sixième jour, depuis le matin jusqu'à neuf heures, le pouls fut dans l'état naturel et le malade fort gai. Après dix heures, il eut une légère sensation de froid aux mains, qui paroissoient cependant fort chaudes; mais cela n'avoit pas l'air d'un frisson réel. A onze heures, même abattement d'esprit, chaleurs médiocres, qui montoient peu à peu, et devinrent considérables au soir, avec beaucoup de fièvre et un abattement extrême. Cet accès, déjà modéré par le quinquina, finit vers huit heures. Je n'avois rien ordonné de la journée. Je

____

(1) Les jeunes praticiens doivent faire attention à ce phénomène.

prescrivis alors une once de quinquina en six doses, une à prendre toutes les deux heures. Chaque fois le malade rendit pendant la nuit une selle extrêmement fétide, mais sans avoir envie de vomir.

Le septième jour j'attendis le retour de la fièvre, mais elle ne se fit pas sentir. Le malade n'éprouva, comme il arrive dans de telles circonstances, qu'une espèce de découragement qui, vers le soir, approchoit de la mélancolie. Jusqu'à onze heures avant midi, chaque dose de quinquina, prise toutes les heures, opéra une selle. Les urines, qui étoient devenues des plus abondantes depuis l'accès fiévreux, étoient encore rouges comme du sang. La nuit fut inquiète, sans sommeil, mais aussi sans aucune fièvre.

Le huitième jour, le malade fut de très-bonne humeur toute la matinée : il n'avoit plus rien de sombre ni dans les idées, ni dans ses paroles ; la cessation de la fièvre fut complète, et il se décida à partir le matin suivant.

Il partit donc le neuvième jour. Je lui donnai encore une once de quinquina à prendre le même jour, lui conseillant d'en prendre autant trois et huit jours après, pour se garantir d'une rechute. Je l'avertis très-sérieusement de ne prendre aucun purgatif qu'un mois après, s'il vouloit éviter le retour de la fièvre, lui ordonnant en même temps de ne vivre que d'alimens du règne végétal.

Le 2 de septembre 1765, j'appris de loin que ce seigneur s'étoit bien trouvé jusqu'au 24 d'août; mais que le médecin qu'il avoit fait appeler avoit jugé à propos de joindre la rhubarbe au quinquina; ce qui avoit été aussitôt suivi du retour de la fièvre, qu'un autre médecin lui avoit cependant enlevée. Le 16 de septembre je reçus une lettre de cet anglois : il me marquoit qu'il se trouvoit alors parfaitement rétabli. Depuis ce temps-là sa santé se soutint également bien, de sorte qu'à l'âge de soixante-quatre ans il est si agile et si robuste, qu'il s'acquitte d'un emploi des plus importans du ministère avec une aisance inconcevable et avec la plus grande réputation.

Passons à présent à l'usage nuisible des aromates, de l'eau-de-vie et du vin. Les aromates et le vin excitent une irritation considérable aux intestins dans les dyssenteries bilieuses; ils augmentent la fièvre, les douleurs et la strangurie;

et, s'ils opèrent comme astringens, ce qui n'arrive pas toujours, malgré le maladroit médecin, ils produisent tous les funestes effets qu'on doit attendre de ces médicamens dangereux. Ils changent les selles sanguines en un pus délayé; le vin sur-tout produit une anxiété très-redoutable au creux de l'estomac; anxiété qui accompagne souvent l'inflammation des intestins, ou précède cette inflammation ou la gangrène, et qu'il ne faut pas prendre pour le serrement qui se manifeste dès le commencement dans les dyssenteries malignes. L'eau-de-vie est absolument un poison; et dans les gens en santé elle occasionne souvent le retour de ces maladies. Tous les médecins de nos cantons doivent attribuer ces accidens aux médicamens astringens, ou aux vains remèdes domestiques, dont ils se servent lorsqu'ils ont à traiter nos paysans attaqués de dyssenterie bilieuse dans des circonstances très-embarassantes; mais sur-tout à la muscade, au macis, au gingembre, au poivre, au vin, à l'eau-devie. Ces médicamens arrêtent, il est vrai, la dyssenterie, mais précipitent les malades dans le plus grand danger. Tissot vit un jour onze dyssentériques dans une maison :

neuf mangèrent des fruits, et furent bien
guéris; la grand-mère et un de ses petits-
fils furent enterrés, parce qu'on traita
l'enfant avec de l'eau-de-vie, de l'huile,
des aromates, et que la grand-mère suivit la même méthode.

Tissot vit pareillement un homme qui
avoit bu, dans une dyssenterie, deux
onces d'eau-de-vie, être pris subitement
d'un hoquet que le malade voulut faire
cesser avec de l'eau-de-vie anisée. Il
s'ensuivit une inflammation à l'estomac,
qui mit le malade à deux doigts de sa
perte; mais le célèbre médecin le tira
encore de là, après plus d'une année
d'infirmités.

C'est cependant de tous ces médicamens pernicieux, et en outre de fromage
pourri, que nos paysans, aussi-bien que
les citadins, se sont servis chez nous
dans cette maladie, et sans discrétion.
Au premier accès ces campagnards prenoient de la muscade, du poivre et du
fromage. Dans les légères attaques ils
se tiroient d'affaire par la nature même
de la maladie, qui ne pouvoit pas devenir funeste. Dans les cas critiques, au
contraire, le vomissement continuoit.
Les médicamens que l'on administroit
alors ne restoient plus dans le corps, et

les malades périssoient. Dans le comté de Lentzbourg, les paysans se servirent, dès le commencement, de vin rouge et de fromage pourri, suivant l'avis imprudent de nos routiniers qui avoient lu ce conseil dans Sennert. Mais il mourut aussi au commencement de la maladie une quantité innombrable de personnes dans ce comté. Il en arriva autant dans les dépendances de Thurgau, au sud de l'Ottenberg, parce que les malades se jetèrent sur le vin et l'eau-de-vie, malgré tout ce qu'on pût leur dire. A la fin les autres devinrent plus prudens. Au son continuel de la lugubre cloche des morts, ils recoururent à la diète et aux médecins, plutôt qu'à leur tonneau et à leur eau de cerises.

Mais j'ajouterai encore quelques observations. Une jeune fille de vingt ans eut la dyssenterie à Brugg : elle fut suivie jusqu'au onzième jour par un médecin qui m'appela en consultation. Le soir du jour précédent elle avoit pris par ses ordres une forte dose de vin, ce qui avoit été suivi, pendant la nuit, de grandes douleurs dans le bas - ventre, de fortes selles très - sanguines, d'une grande fièvre, de trouble d'esprit et de sueurs froides. Les selles étoient aussi

très-fréquentes, très-douloureuses et
très-sanguines quand je vis la malade ; le
pouls étoit très-fréquent, et la malade
dans une extrême anxiété précordiale,
qui, suivant Morgagni, est suivie de la
mort dans la dyssenterie. Je n'osai pas
songer à procurer des évacuations, d'autant plus que le vin me parut avoir causé une inflammation ; c'est pourquoi je
ne conseillai rien que deux cuillerées
d'une mixture de demi-once de gomme
arabique, quatre onces d'eau et une once
de sirop d'althéa toutes les deux heures.
J'ordonnai outre cela beaucoup de lait
d'amandes et d'eau de riz, des lavemens
avec de la gomme arabique, et je fis appliquer sur l'abdomen ce que je crus
propre à empêcher l'inflammation. Vers
le soir elle eut un grand frisson, mais
la nuit point de trouble d'esprit. Le douzième jour les selles étoient moindres,
et les excrémens verts. La malade se
plaignoit toujours d'une ardeur au creux
de l'estomac. Je continuai les mêmes
médicamens ; on me pria seulement de
suspendre les lavemens. La malade parut mieux toute la journée ; mais les douleurs, et sur-tout le ténesme, revinrent
avec violence. J'ordonnai strictement
les mêmes choses, et deux lavemens

avec la gomme pendant la nuit. Le jour
suivant il y eut un mieux considérable,
et en peu de jours la malade fut guérie.

Un jeune paysan de treize ans, du district de Wildenstein, fut pris de la dyssenterie. Il eut recours à M. Fuchstin
de Brugg, qui le tira d'affaire avec les
purgatifs. Le septième jour il but du vin,
mangea une bonne dose de fromage.
La maladie reparut avec de vives coliques et un assez grand flux de sang. Le
même médecin le guérit encore. Huit
jours après il mangea encore du fromage
selon son appétit : la dyssenterie le reprit et dura un mois.

Un autre paysan, dans le même cas,
se traîna à Brugg, non chez un médecin, mais dans un cabaret, où il but
une demi-mesure de vin rouge, mangea
une bonne dose de fromage, retourna
chez lui trébuchant, se coucha, obtint
de son bon curé une bouteille de vin,
fit venir le dixième jour un charlatan
du marquisat de Bade, et mourut le
treizième.

Un autre paysan, bien portant et
d'un caractère extrêmement gai, âgé de
quinze ans, dans le même cas, se trouva
si mal au bout de huit jours, qu'il ne
pouvoit plus se soutenir. Sa mère lui

donna un mélange de vin rouge, de fromage, de muscade et de poivre. Le quatorzième jour il étoit mort.

Un autre, de seize ans, fut saisi d'un froid aux champs : il passa encore le reste de la journée dans la campagne, se sentit une lassitude extrême, et se coucha sur la terre lors d'une grande pluie. Le troisième jour il eut une dyssenterie complète, avec de grandes tranchées. Le quatrième jour il vomit beaucoup. Le cinquième il me fit demander : j'ordonnai les médicamens ordinaires. Il ne prit que le vomitif, mais avec soulagement. Il but du vin, au lieu de prendre les autres. Le huitième jour je me rendis par pitié chez lui. Je le priai avec instance, et de la meilleure amitié du monde, de suivre mes avis. Cela fut inutile : il n'en avoit pas besoin. Un empirique du marquisat de Bade lui avoit donné de quoi périr d'une inflammation. Il mourut le jour suivant.

Une jeune paysanne de dix-huit ans se trouva aussi dans un cas semblable. On me demanda ; mais la malade ne prit pas moitié de mes médicamens ; au contraire, elle prit de l'élixir de son curé, et d'un autre, que sa mère stupide (l'oracle du village) lui donna plusieurs fois dans du vin. Outre cela la mère lui fit tenir le régime le plus déraisonnable, lui jetoit du vin dans sa soupe, lui donnoit de la viande, du lait caillé, des alimens farineux qu'une autruche n'auroit pas digérés. Enfin elle laissa là tout médicament. La matière putride fut arrêtée, malgré les selles, qui étoient inutiles, et qui n'étoient opérées que par la force de la maladie. La putridité se trouva fixée dans l'abdomen. Le vingt-unième jour, il parut une éruption miliaire, et un grand abcès sur le corps; la dyssenterie continuoit de toutes couleurs. On appela le curé; on pria, on pleura; on eut recours à des moyens superstitieux; on attacha de l'écarlate au cou de la malade, dans l'espérance de faire disparoître la prétendue fièvre rouge. Ce moyen admirable se trouvant cependant inutile, le père alla encore consulter son curé. Il lui dit qu'un malade à qui j'avois défendu le vin s'étoit guéri en buvant deux bouteilles de cet excellent cordial. Là-dessus le père retourna chez lui comme un forcené, criant que sa fille auroit non-seulement du vin, mais tout ce qu'elle voudroit; ce qui arriva aussi. Mais tout cela n'ayant encore procuré aucun soulagement, le vingt-sixième jour le père me vint retrouver. Je le priai de considérer la conduite qu'il avoit tenue envers sa fille, et je le touchai au point qu'il me dit qu'il ne vouloit plus écouter de femmes. Je prescrivis alors quelques doses de crême de tartre et du tamarin dans de l'eau. Cela fit évacuer beaucoup de matières ordinaires dans cette maladie : après cela les selles diminuèrent, l'appétit reprit, et l'éruption tomba par desquamation. Le vingt-huitième le père me dit que sa femme avoit le matin donné à la malade une forte dose de vin, qui avoit empiré son état. L'heureux succès antérieur du tamarin me donna lieu de tenter ce même médicament dans le grand danger que me représentoit le père. La malade le prit; mais en même temps la mère lui fit avaler du lait de beurre, du lait caillé, du moût et tout ce qui lui vint en idée. On m'appela encore, au nom de Dieu, comme je passois; je passai sans répondre : et le trente-quatrième jour la malade mourut.

Une jeune paysanne mariée, âgée de dix-huit ans, fut prise, le troisième mois de sa grossesse, d'une dyssenterie assez supportable. Sa mère lui donna tous les

jours trois verres d'eau-de-vie, et outre
cela du vin blanc et rouge en abondance. Le troisième jour son fruit partit, et elle eut une perte considérable.
On continua force eau-de-vie ; les jambes lui devinrent froides ; la gangrène
attaqua les intestins , et le cinquième
jour la malade mourut. Une autre femme de soixante-dix-huit ans périt aussi
avec son spécifique de muscade et de vin
rouge , malgré les représentations que
lui avoit faites le docteur Seiler. Une
jeune fille de quinze ans périt le seize de
sa dyssenterie : elle avoit pris force vin
rouge le premier jour de sa maladie. Un
jeune homme du comté de Lentzbourg
but du vin rouge le deux de sa maladie : il tomba dans le délire. Le cinquième il fut pris d'un hoquet continuel,
et périt le quatorzième. Un homme de
quarante ans, du canton de Zurich, périt
le neuf de sa maladie, malgré tout ce que
fit un célèbre médecin pour le sauver.
Il avoit pris, dès le commencement, ce
prétendu spécifique de muscade et de
vin rouge ; et ses intestins avoient été
attaqués d'inflammation.

Suivant M. Dummelin, les paysans
de Thurgau se servoient , entr'autres
moyens préservatifs domestiques , de

vieux vin rouge de différentes manières; mais ils recouroient particulièrement à l'eau-de-vie ordinaire, à l'esprit
des mûres sauvages, et à celui de ge-
nièvre. Ceux qui n'avoient qu'un simple
cours de ventre, ou une légère dyssenterie, se tirèrent d'affaire avec cela,
comme avec les astringens; mais ceux
qui se trouvoient plus violemment attaqués, éprouvoient de ces remèdes
un grand tiraillement dans le ventre,
avoient des selles considérables, un ténesme très-douloureux, une ardeur des
plus vives dans l'estomac et dans les intestins, plus de fièvre, de grandes chaleurs, une soif insoutenable, de grandes anxiétés, et mouroient enfin.

Un homme de Frauenfeld, que le docteur Dummelin avoit en grande partie
tiré du danger, empira sa maladie avec le
vin, au point qu'il fut pris d'un hoquet,
d'un vomissement de sang, et périt.

La plupart des habitans de Thurgau
s'opposèrent aux premières atteintes de
la dyssenterie avec un mélange de vin
rouge et d'aromates. Le cours de ventre en étoit supprimé : ils chantoient
victoire; mais le docteur Keller vit la
maladie reparoître avec plus de force
dans la plupart de ces gens. Ceux qui n'en

furent pas attaqués de nouveau tombè-
rent dans un état si déplorable, que ce
médecin dit que cet état étoit l'assembla-
ge de toutes les misères humaines ; il suf-
fisoit même de les toucher seulement de
leurs draps, pour leur faire jeter des cris
horribles et montrer tous les signes du
désespoir. M. Keller a cependant sauvé
deux de ces victimes du préjugé, par
de nombreuses saignées et par le traitement le plus anti-phlogistique.

Les malades de Thurgau ou du nord
de l'Ottenberg, qui ne suivirent pas le
régime le plus exact, et sur-tout ne s'abs-
tinrent pas d'eau-de-vie, de vin et de
viande, moururent presque tous du neuf
au douze de la maladie. Suivant les observations du docteur Mœhrlin, il n'y
eut, en Souabe, rien de plus nuisible
aux dyssenteries que le vin et sur-tout
l'eau-de-vie. Ceux, dit-il, qui burent
du vin dans le cours de la maladie, ne
purent pas réchapper. Plusieurs de ceux
qui, peu avant d'en être pris, burent du
vin ou de l'eau-de-vie comme un préservatif, eurent la dyssenterie à un degré extrême (1), et long-temps ; et à
la fin de la maladie ils furent affligés

______

(1) M. Zimmermann dit cependant ci-devant qu'il
l'a conseillé comme préservatif contre la crainte.

d'œdématies aqueuses, opiniâtres, pendant nombre de semaines.

Une femme avoit arrêté sa dyssenterie
par la boisson copieuse du vin. La conséquence fut une indolence extrême,
une douleur lancinante et lacérante à
l'une des cuisses, enfin une goutte complète, et un asthme des plus pénibles.

Enfin il me tombe sous la main l'histoire d'une maladie qui entre directement dans mes vues, et qui mérite de
trouver sa place ici, pour faire voir sensiblement comment les maladies se succèdent les unes aux autres.

Une dame de la Souabe fut subitement prise d'un cours de ventre le 11 juillet 1765, ce qui fut insensiblement suivi
de coliques et d'un ténesme. Le cinquième jour elle prit d'elle-même une dose
de sel d'epsom. Selon ce que prétend le
médecin qui a donné le détail de cette
maladie, cela produisit l'effet le plus
nuisible, parce que les selles en étoient
devenues bilieuses. Quelqu'un donna
encore le même jour à la malade dix
gouttes d'une huile essentielle.

Le sixième jour on appela le médecin de l'endroit. Il trouva la malade dans
l'état que nous venons de voir. Il ordonna donc un demi-gros de rhubarbe en

poudre qui fit beaucoup évacuer ; et les selles furent d'abord marquées d'un peu de sang. Sans plus retarder, il employa le corail, le cristal de roche, la corne de cerf brûlée, le sang-dragon et la cascarille. Le huitième jour on appela un second médecin. La malade sentoit encore quelques douleurs poignantes, et les selles étoient mêlées de sang. Les deux médecins ordonnèrent une poudre faite de gomme arabique et de cascarille, à prendre dans un lait d'amandes ou dans de l'eau d'orge.

Le neuvième la malade fit dans la matinée une selle assez naturelle ; mais sur le soir elle en fit une autre dyssentérique, accompagnée de douleurs poignantes dans le ventre et au sacrum : les médecins ajoutèrent de la thériaque à la poudre. Le dixième la malade fit une assez bonne selle, sans épreintes, mais encore couvertes de sang pur ; les douleurs du sacrum étoient restées ; le pouls parut naturel. Au lieu de cascarille, les médecins mirent dans la poudre quelques grains de quinquina. Le onzième les selles furent de bon caractère. Les médecins ordonnèrent donc de quoi fortifier l'estomac, savoir, dix grains de quinquina toutes les cinq heures. Après midi il se manifesta des symptômes hystériques. Ils ajoutèrent à chaque dose de quinquina un grain d'extrait de castoreum.

Le douzième les circonstances étoient les mêmes : les règles parurent. Les médecins laissèrent là les médicameus, et permirent à la malade deux cuillerées de vin de Bourgogne toutes les six heures, en lui faisant entendre qu'elle ne pouvoit prendre rien de meilleur qu'un verre de vin de Bourgogne dans les accès hystériques, accompagnés même de fièvre. Les médecins virent avec satisfaction le pouls s'élever après la prise de vin, c'est pourquoi ils crurent qu'il falloit lui permettre deux cuillerées de vin toutes les quatre heures. Un des médecins s'en alla en campagne.

La nuit du quatorzième, vers deux heures, on vint dire au médecin restant que cette dame étoit reprise de nouveau de ses symptômes hystériques. A l'instant il envoya un grain d'extrait de safran. A cinq heures du matin il se rendit chez la malade. Il la trouva dans une grande anxiété : elle se pâmoit, s'agitoit, brûloit ; elle avoit une soif considérable, et le pouls très-fréquent, fort et irrégulier. Cet accès subit fut regardé de la part du médecin comme l'effet d'une peur qu'elle avoit eue la soirée précédente. Il ordonna un remède contre la peur, savoir, la poudre *du marquis*, avec l'extrait de castoreum.

L'autre médecin revint le seize de la maladie. La malade étoit dans une anxiété extrême depuis le matin ; elle se plaignoit sur-tout d'un grand serrement de poitrine. La fièvre avec tous ses symptômes étoit plus forte que le jour précédent. Les deux médecins ordonnèrent encore leur remède contre la peur, savoir, deux grains de la poudre *du marquis*, un grain d'extrait de castoreum et deux grains de nitre. La malade fit deux selles le soir ; mais il falloit, suivant les médecins, arrêter les selles. Au lieu de la poudre *du marquis* et d'extrait de castoreum, ils ordonnèrent le corail toutes les quatre heures.

Le seizième jour, la malade eut le matin des mouvemens convulsifs au bras droit. Ces mouvemens augmentèrent et gagnèrent peu à peu le bras gauche, et enfin la tête. La malade sentit un grand tintement d'oreilles ; ses yeux se tournèrent ; la bouche et toute la face se tirèrent de côté ; les yeux devinrent rouges, troubles, obscurs ; le visage se bouffit, devint bleu ; l'esprit se troubla. Les deux médecins eurent recours à la saignée : tout se calma. Dans l'après-midi la malade n'eut que quelques inquiétudes qui disparurent bientôt. La nuit fut assez tranquille.

Le dix-huitième, la malade eut une sueur aussi fétide que désagréable ; elle cessa par le changement de lit. Il reparut des anxiétés considérables, accompagnées de mouvemens convulsifs et de respiration de même caractère : les yeux étoient hagards, tout défaits ; la soif extrême, et le pouls trémuleux. Les médecins tentèrent en vain de faire revenir les sueurs ; c'est pourquoi ils firent une saignée de quatre à cinq onces, après quoi les symptômes se relâchèrent, mais ne cessèrent pas. Pour lors ils ordonnèrent une poudre sudorifique qui fit d'abord augmenter les symptômes ; cependant ils disparurent, à midi, à la suite d'une petite évacuation. La même scène vouloit reparoître dans l'après-midi ; on réitéra la poudre sudorifique. Les symptômes et la transpiration cessèrent. Le soir, la malade se plaignit de douleur poignante vague dans la poitrine, dans le ventre ; dit qu'elle sentoit en différens endroits se ramasser une espèce de peloton. Les douleurs poignantes du ventre cédèrent à l'application de linges chauds; mais celles de la poitrine durèrent toute la nuit.

Le 19 il reparut dès le matin une sueur qui fit cesser les douleurs de ventre. D'abord la malade parut tranquille; on remarqua que les yeux et le visage changeoient par intervalles; il s'y manifestoit aux muscles des mouvemens spasmodiques, de même qu'au bras. La malade disoit que de temps à autre elle voyoit quelque chose qui l'effrayoit; il y avoit dans sa parole quelque chose qui n'étoit plus naturel. Les deux médecins, probablement à cause de la malignité qu'ils redoutoient, lui firent appliquer une poule ouverte en deux sur la tête et à la plante des pieds. Sept minutes après, la malade fut plus tranquille; et les médecins se félicitoient de leur manœuvre, entendant dire à la malade qu'elle éprouvoit une sensation agréable dans l'épine du dos, au moyen de cette poule. Mais à midi il survint un délire, peu après un assoupissement, et la mort.

L'un des deux médecins ajouta ce qui suit à l'histoire étonnante de cette maladie. « Dans la première maladie, qui « étoit manifestement une dyssenterie, « le pouls n'a jamais été décidément

« fiévreux ; et si l'on excepte les accès
« hystériques, il étoit naturel. Ces ac-
« cès se calmoient quelquefois avec les
« bains des pieds, de l'anis étoilé, de
« l'eau de cannelle sans vin, de l'eau de
« menthe et de camomille. Dans la se-
« conde maladie le pouls eut toutes les
« irrégularités possibles ; cependant il
« fut toujours fréquent ; les sueurs con-
« sidérables et permanentes ; les urines
« peu abondantes, très-rouges et sans
« sédiment ; les selles délayées, et quel-
« quefois spumeuses. »

Les deux médecins se réunirent dans
l'exposition naturelle de leur manœuvre, comme ils s'étoient accordés à la
faire, et n'eurent pas honte de soumettre l'histoire de cette maladie au jugement de tout homme sensé ; prétendant
qu'on leur rendroit justice, si on les ju-
geoit avec impartialité ; que le médecin
n'étoit pas toujours heureux ; qu'au contraire la maladie étoit quelquefois au-
dessus de toutes les ressources de l'art,
même soutenu de la plus grande pratique. Tous deux finirent par cette con-
clusion, que je n'attendois nullement :
« Mais, quant aux causes externes an-
« técédentes qui ont pu opérer le chan-
« gement fatal d'une dyssenterie en une

« maladie ardente convulsive, c'est une
« énigme qui surpasse toute la pénétra-
« tion de l'esprit humain. »

De bonne foi, n'est-il pas bien aisé de
voir que la seule et véritable cause externe de ce changement fatal a été le vin
de Bourgogne ; et que la seule et véritable cause interne a été le peu d'évacuation, ou la rétention des matières
dyssentériques ?

De toutes ces nombreuses observations, on voit très-clairement que tous
les astringens, les obstruans, les incrassans, le vin, l'eau-de-vie, les aromates,
ont été meurtriers dans notre dyssenterie ; et que ce n'est pas sans raison que
j'ai entrepris de le prouver.

CHAPITRE VIII.

*Préjugés opposés aux sages précautions de nos
magistrats, aux efforts des médecins et à la
voix de la raison (1).*

LE conseil de santé de Berne me fit
l'honneur de me charger des malades

---

(1) Quoique ce chapitre contienne bien des choses

du district de Wildenstein. Qu'on me permette donc de mettre sous les yeux de mes lecteurs ce qu'avoit fait ce sage tribunal, uniquement guidé par l'amour de l'humanité, et d'éclaircir les préjugés qui s'emparèrent de tous les esprits; préjugés qui, tantôt ouvertement, tantôt clandestinement, firent rejeter avec mépris la main bienfaisante de nos magistrats; de sorte que, de cinquante-cinq malades de ce district, il y en eut cinquante qui ne me demandèrent aucun avis, ni aucun secours; et que des cinq malades qui moururent malgré mes soins, il n'y en eut pas un que je n'eusse tiré d'affaire, sans cette opiniâtreté.

La confiance que l'on doit au gouvernement est une des qualités essentielles des bons citoyens : c'est donc un vrai malheur que ses intentions soient méconnues. C'est cependant la disgrâce qu'éprouvent tous les hommes qui pensent plus sensément que le vulgaire. Nos magistrats ne pouvoient certainement s'expliquer sur les motifs de

---

qui nous sont indifférentes, je n'ai pas cru devoir le supprimer, par rapport à nombre de réflexions importantes qui s'y trouvent. Les médecins qui ont affaire aux gens de la campagne, y verront aussi quelle conduite il faut tenir, en bien des cas, avec ces gens dont l'intelligence est bornée.

leur conduite avec plus de clarté et de bonté qu'ils l'ont fait ; mais nos paysans refusèrent toute créance à ces sages avis. Il est vrai que dans plusieurs villages, il se manifesta une certaine joie après la lecture que les curés avoient faite de ces avis, en chaire, à leurs paroissiens ; mais les paysans n'en demeurèrent pas moins dans leur opinion. Ces avis leur défendoient d'user de vin rouge, d'aromates et d'autres choses semblables, dans cette épidémie ; néanmoins ils répondirent aux curés : « Ces avis, messieurs, sont « fort bons ; mais nous voulons boire du « vin rouge pour nous préserver de la « maladie, et en faire de même lorsque « nous l'aurons, si elle nous gagne. »

Non-seulement les avis du conseil de santé furent lus en chaire (1) ; chaque curé nomma aussi les médecins que l'on devoit demander dans le besoin ; offrant en outre, de la part du magistrat, l'argent et les vivres nécessaires aux pauvres qui seroient attaqués de la maladie. Les curés avoient prévenu les esprits par un sermon approprié aux circonstances,

____

(1) Comme l'ordonnance du conseil de santé se rapporte mot pour mot à ce que l'auteur a dit dans le chapitre précédent, je crois qu'il est inutile de la rapporter ici.

avant de faire lecture des ordres du magistrat ; représentant que c'étoit être ho-
micide de soi-même que de se refuser à
faire ce qu'il faudroit pour se tirer du
danger. Malgré cette conduite du ma
gistrat, qui ne parloit aux sujets qu
comme un père tendre à ses enfans, ce
précautions furent inutiles.

Je crois donc rendre un vrai service
en examinant ici les préjugés qui se son
opposés à ces vues. La confiance don
le magistrat m'a honoré, et l'approbation que j'en ai méritée, me rendent ce
travail presque indispensable.

En général, le paysan est un homme
grossier et très-borné ; mais il y a des
exceptions. Les gens bornés ont ordinairement peu de passions, mais très-
fortes, et peu d'idées : la force de ces passions et le manque d'idées donnent lieu
à une foule de préjugés qui s'emparent
de toutes les avenues de l'ame, et em-
pêchent la vérité d'y arriver. Une longue
expérience m'a appris que ces passions
de l'ame sont des monstres à plusieurs
têtes qui se font entendre au loin ; mais
que, malgré cela, il suffit de ne pas les
irriter, pour les faire taire quelquefois,
avec tous les succès qu'on peut espérer.

Nos paysans ont peu de passions,

mais souvent elles sont très-fortes, et étouffent le cri de la nature. La plupart d'entr'eux sont pauvres, et beaucoup sont naturellement avides d'argent, par le besoin pressant de se procurer l'argent nécessaire pour payer leurs taxes. L'expérience prouve que cette passion donne naissance à presque toutes les autres : car un avare a le cœur dur, et paroît rarement sensible aux plaintes du malheureux. On voit par-là pourquoi nos paysans sont plus soigneux de leurs bœufs, que du bien-être de leurs femmes et de leurs enfans.

Pendant l'épidémie de 1765, un riche paysan du comté de Lentzbourg eut quatre enfans attaqués de la dyssenterie. Le docteur Seiler, préposé aux malades de ce comté par le magistrat de Berne, entra par hasard chez ce paysan, et lui offrit ses soins. Ce paysan lui dit : mon fils aîné sera bientôt en état de travailler, ainsi vous pouvez lui ordonner ce que vous voudrez ; mais pour les trois autres, je ne veux pas qu'on leur donne de médicamens, parce que les médicamens sont inutiles, lorsqu'une maladie tend à la mort. Le médecin ne traita donc que l'aîné ; laissant là les trois autres qui moururent.

Très-souvent nos paysans, ou n'usent d'aucun moyen curatif, ou ne s'en servent que très-peu, ou ne prennent que des drogues pernicieuses, des mains des empiriques ou de celles des bourreaux ; ou ils sont eux-mêmes leurs médecins, persuadés que ce qui leur plaît est toujours le meilleur.

Ils ne prennent aucun médicament, en partie par rapport à la persuasion qu'ils ont que la nature peut tout faire ; mais sur-tout par rapport à la croyance qu'ils ont d'une destinée inévitable. Quant aux forces de la nature, ils n'en ont cependant que des idées très-confuses ; et leur métaphysique, relativement à la destinée, est aussi bornée que leurs connoissances physiques. Selon l'opinion de ces gens, les forces de la nature ne s'entretiennent, en santé et en maladie, qu'avec le vin et l'eau-de-vie. J'éclaircirai plus bas les idées qu'ils ont de la destinée.

Ils n'usent que de peu de médicamens, parce que, selon eux, la bonté d'un médicament consiste ou à tuer promptement, ou à guérir de même. Le paysan n'aime pas à être long-temps malade, et donne encore moins volontiers son argent pour un médicament. Ils ne veulent pas plus de médecins que Rousseau n'en veut pour son *Émile*, ou il faut qu'ils soient dans le plus grand danger : parce qu'alors le médecin *ne peut rien faire de pis que de tuer le malade.* Une dyssenterie qui n'est pas de trop mauvais caractère peut se guérir promptement, si l'on appelle un médecin dès le commencement, et que l'on suive ses avis ; au lieu que toute espèce de dyssenterie devient souvent très-dangereuse et incurable, si l'on n'appelle le médecin que quelques semaines après son commencement, ou qu'on soit assez opiniâtre pour ne pas suivre ses avis, quoiqu'on l'ait appelé de bonne heure. La plupart de nos paysans n'appellent le médecin que très-tard, souvent même ne veulent le voir qu'une fois. Si la première ordonnance a des succès, cela est bien, sinon ils ont recours à un charlatan. S'il les précipite dans le danger, ils reviennent au médecin, et veulent être guéris sur le champ.

Ils n'ont rien de caché pour les charlatans ; mais il n'y a qu'un stupide qui puisse entreprendre d'éclairer un sot ; et ce principe me sert à démêler nombre de phénomènes que je vois tous les jours, et que des esprits faux comprennent infiniment mal. S'il n'est pas toujours bon de dire la vérité aux grands, sans risque de leur déplaire, il ne l'est pas non plus de la dire aux paysans de nos cantons; il faut au contraire savoir parler comme eux, pour leur plaire. Un médecin éclairé et honnête homme peut en agir ainsi, aussi long-temps qu'il n'en résulte aucun préjudice pour le malade; mais il est sûr de déplaire à son malade dès qu'il paroît du danger, et qu'il dit *non*. Le charlatan dit toujours *oui*, parce que son ignorance lui fait regarder les désirs et les volontés du malade comme quelque chose d'indifférent, et parce qu'il ne cherche que l'argent du malheureux, et non pas sa santé. Tout ce qu'un médecin peut conseiller au paysan est inutile, dès qu'un charlatan se présente.

Les charlatans, dès le commencement de la maladie, donnent des médicamens chauds, astringens, narcotiques. Ces médicamens plaisent au paysan, parce qu'ils sont agréables, et que d'ailleurs ils procurent du repos quelques heures ou peu de jours après les avoir pris, beaucoup plus aisément qu'un vomitif, et sur-tout mieux qu'un purgatif, qui paroît à ce paysan produire un effet

tout contraire à la nature de la maladie.
Malgré tous les dangers qui suivent l'u-
sage de ces médicamens , le barbier du
village sait ranger le paysan de son côté , et lui persuader que celui qui est
mort , ne l'est que parce que la maladie
étoit mortelle. Le peuple, en 1765, tomba dans le plus grand abattement dans
le Thurgau , lorsque les barbiers de villages de cette province eurent avoué
leur insuffisance, après avoir fait périr la
plupart de leurs malades avec des médicamens astringens. C'étoit de ces médecins seuls que les habitans de cette
contrée avoient attendu leur salut; et
le plus grand nombre des malades s'a-
bandonna à une aveugle destinée, dès
que ces oracles eurent pris le parti du
silence; incapables de rien connoître à la
maladie , et encore moins à la manière
de la traiter. Les malades négligèrent
tout régime convenable , et encore plus
la propreté ; ce qui rendit la maladie contagieuse. Aussi en mourut-il un grand
nombre.

Enfin le paysan croit que tout ce qui
plaît à son palais , est bon dans toute
maladie , et qu'il doit prendre tout ce
qu'il désire. Cette malheureuse opinion
anéantit une partie des plus importantes

de la médecine, savoir, celle qui regarde le régime dans les maladies. Voilà pourquoi le paysan a tant de dégoût de tout médicament et s'en lasse sitôt. C'est sur-tout le vin et l'eau-de-vie qu'il aime, poisons si dangereux dans les maladies. C'est de l'usage excessif de ces boissons incendiaires, que les médecins ont tant de contradictions à essuyer de la part du paysan malade. Voilà aussi pourquoi les médecins de Thurgau se plaignirent si fort en 1765, de la conduite déraisonnable du peuple, dont la plupart ne voulurent pas prendre ce qu'on leur avoit ordonné, ni s'astreindre à un régime convenable. On m'a prouvé que la plupart de ceux qui ont péri dans le Thurgau sont morts moins par la malignité de la maladie, ou par les fautes des médecins inhabiles, que par la mauvaise conduite des malades. On a remarqué à Ravensbourg, en Souabe, relativement aux moyens préservatifs, que la moitié de la ville où la dyssenterie fit ses ravages, est celle où demeure le peuple le plus grossier et le plus aveuglé par les préjugés; au lieu que l'on ne sentit pas de la maladie dans tous les quartiers où il demeure des gens éclairés et raisonnables.

Nos campagnards meurent plutôt parce que leurs préjugés rendent inutiles tous les secours, que par la grandeur et le danger de leurs maladies; et je ne puis m'empêcher d'éprouver quelque sentiment de tristesse et de colère, lorsque je compare le sort d'un médecin qui a nos paysans opiniâtres à traiter, avec celui d'un médecin d'hôpital dans une ville considérable. Je vois que dans Manheim et à Vienne on exerce la médecine d'après les mêmes principes et de la même manière que je la pratique; cependant les malades meurent toujours en plus grand nombre dans nos campagnes, par l'opiniâtreté du paysan. Il faut le prier de faire ce qu'il convient; mais il dépend du malade de se soumettre, ou non, à ce que je voudrois qu'il fît. Dans un hôpital, au contraire, le médecin est despote; et, de tous les différens gouvernemens, le despotisme est sans contredit le meilleur, quand l'esprit du gouvernement est un véritable amour de l'humanité. En vain ai-je essayé mille fois de représenter aux paysans tout ce que la tendresse et la compassion peuvent de plus pathétique, pour arracher ces opiniâtres à leur perte volontaire : tout fut inutile. Un air sérieux et colère fut toute ma ressource vis-à-vis de cette stupidité ; et malheureusement je n'ai pas, comme bien des thaumaturges, le talent d'attirer les brutes et les poissons à mes prédications (1).

Souvent les préjugés des paysans dépendent des lumières bornées de leurs curés. Un peuple ignorant, grossier, superstitieux, qui ne sait ni raisonner, ni douter, ni nier, ni croire, laisse volontiers raisonner, douter, nier et croire pour lui des gens qui sont chargés de l'instruire. Or, rien de plus ordinaire que de voir ces curés de campagne encore plus bornés que leurs paroissiens. J'ai vu des paysans à qui je fis comprendre aussi-bien que moi tout ce qu'ils devoient savoir par rapport à leurs maladies ; au lieu que plusieurs curés, malgré tous mes efforts et tous mes soins, persévérèrent dans leurs préjugés et leur ignorance avec la dernière opiniâtreté.

Pendant notre épidémie, l'on a lu en

____

(1) M. Zimmermann parle, après ceci, de l'abus où est le peuple par rapport aux ouronoscopes, ou inspecteurs d'urines. Mais nous sommes trop persuadés de l'ignorance de ces charlatans, pour traduire ici ce que l'auteur en dit. Voyez ce qu'il a dit des urines comme signes, dans la traduction que nous avons donnée de son traité de l'expérience. Le peuple veut être trompé : il y aura donc toujours des fourbes,

chaire les ordres du magistrat, qui dé-
fendoit au paysan toute nourriture nuisible, et sur-tout le vin; mais il ne s'est
pas moins trouvé des curés qui, après
avoir lu ces ordres, ont dit qu'il falloit
donner aux malades tout ce qu'ils vou-
droient, et qui se seroient fait un crime
de leur refuser du vin lorsqu'ils en vou-
loient. Or, on sait quelle impression une
pareille manière de penser peut faire sur
l'esprit de nos campagnards.

Mais un autre raisonnement absurde
du paysan, et qui vient encore de la sagesse de son curé, c'est que toutes les
maladies viennent immédiatement de la
part de Dieu; et qu'ainsi tous les moyens
curatifs sont inutiles, ou qu'il vaut mieux
recourir aux moyens spirituels, et ne
point attendre du médecin ce qu'on n'obtient que de Dieu seul. Voilà pourquoi
les paysans du comté de Lentzbourg blâ-
mèrent si fort la prudence de nos magistrats qui avoient tant d'espoir sur l'ha-
bileté des médecins. Le docteur Ith, de
Berne, publia en 1765, par ordre du magistrat, une manière de connoître et de
guérir les fièvres putrides qui régnoient
alors, et mourut, peu de temps après,
de ces fièvres. Le paysan ne manqua pas
de dire que c'étoit Dieu qui l'avoit puni

pour s'être opposé aux desseins de la providence.

Mahomet ordonnoit à ses sectateurs de ne pas abandonner leurs maisons attaquées de la peste, parce que Dieu a compté nos jours et arrêté notre destinée. Voilà pourquoi les Turcs vont chez les pestiférés aussi volontiers que nous chez ceux qui ont la goutte ou une fièvre catharrale ; il se voit même des Turcs qui prennent les habits des pestiférés, s'en vêtent, ou qui ne se font aucun scrupule de coucher avec ces malades. La conséquence de cette croyance est que les Turcs meurent entassés les uns sur les autres ; tandis que les gens moins religieux, les cadis, ou les interprètes de la loi se moquent de l'alcoran, et se sauvent dans les campagnes, où ils échappent à la contagion. Nos paysans et plusieurs de nos curés sont turcs de ce côté-là : car, selon eux, la maladie est mortelle, ou non. Si elle est mortelle, tous les moyens curatifs sont inutiles ; si elle ne l'est pas, on est d'autant plus autorisé à laisser les choses au libre cours de la nature. Un habile théologien hollandois dit fort sensément, que le système qui fait tout dépendre d'une nécessité absolue, éteint en même temps toute religion , donne lieu à tous les forfaits , et est la source de toutes les contradictions les plus absurdes. J'eus occasion de m'entretenir de ces préjugés avec un de nos curés de campagne , en 1765. Cet homme, quoique assez considéré, ne me fit connoître que ses préjugés, et finit en me disant : « Pourquoi donc meurt- « il tant de monde de la dyssenterie à « Arau, puisqu'il y a des médecins dans « cette ville-là ? — Leur mauvaise ma- « nière de se conduire dans leurs ma- « ladies en est la cause, lui dis-je : quant « aux autres, je n'en ai pas été le mé- « decin, ainsi je ne puis en rien dire. »

Les malades ne sont pas tous attaqués au même degré dans une épidémie : les uns sont très-malades, tandis que les autres n'ont que quelques légères atteintes de la maladie. C'est ce que l'on peut dire de toutes les épidémies, des maladies inflammatoires, des fièvres putrides, et de la dyssenterie. La matière des fièvres putrides en général, mais surtout dans les dyssenteries accompagnées d'une telle fièvre, est d'une acrimonie bien différente, non-seulement dans une même année, mais encore en différens endroits, dans le même temps , et dans différens malades. Cette matière n'est pas non plus toujours en même quantité; voilà pourquoi, dans les fièvres putrides comme dans la dyssenterie, les uns guérissent avec peu de chose, les autres sans rien faire, ou quelquefois même avec des médicamens tout contraires. Dans les maladies pestilentielles même, on voit dans les lazarets des sujets qui sont assez légèrement attaqués pour aller et venir, de manière qu'il est fort difficile d'en caractériser la maladie. Il suffit à ces malades de changer d'air, ou quelquefois de suer pour se guérir. Or, dans toutes les légères attaques, les moyens curatifs les moins recherchés ont presque tous le même succès; et le peu de force de la maladie rend les uns inutiles, et les autres innocens.

Pendant l'épidémie de 1765, un enfant d'un an fut pris d'un cours de ventre dans le comté de Bade. Du soir au matin il fit neuf selles, son sommeil avoit été inquiet; on lui avoit remarqué quelques mouvemens spasmodiques; les selles étoient des alimens cruds, des phlegmes, avec quelques filets sanguinolens. Le lendemain il fut plus gai pendant la nuit, mais foible. Je prescrivis deux petites potions de tamarin pour le second et le troisième jour. Il refusa la première ; et malgré tout ce qu'on fît, il n'en voulut rien prendre. L'agitation où on le vit, empêcha d'insister davantage. Je n'ordonnai donc qu'une crème d'orge. Le troisième jour ses selles n'étoient plus si délayées, et il n'y avoit plus de sang ; de sorte que l'on continua encore deux jours la crème d'orge ; et en deux jours l'enfant se trouva guéri. On voit donc combien l'on auroit attribué mal à propos au tamarin ce qui s'opéra naturellement chez cet enfant. Je lui aurois tout au plus fait prendre un vomitif. En supposant donc que dans un même cas on eût administré la racine de bistorte, la thériaque, le poivre, le vin, le lait, ou toute autre drogue, je ne vois pas pourquoi un malade ne se seroit pas guéri dans un pareil cas. Or, voilà les cures merveilleuses qu'on nous objecte, pour nous prouver que les médecins et les médicamens sont inutiles dans les maladies.

C'est du degré peu considérable de la maladie, qu'on doit déduire pourquoi des moyens tout opposés ont été suivis de bons effets dans l'un ou dans l'autre cas. Depuis que cet ouvrage est sous presse, il s'est manifesté une nouvelle épidémie dans le canton de Zurich.

Le conseil de santé de cette ville a fait répandre un ouvrage du docteur Hirzel à ce sujet. Ceux qui ont suivi les conseils de cet habile homme, se sont tirés d'affaire le plus aisément du monde ; mais la plupart des malades aimèrent mieux mourir que de quitter leurs préjugés.

Malgré les défenses que fit ce médecin de tout médicament astringent, incrassant ou échauffant, un bon curé lui a écrit que différens malades avoient usé de médicamens qu'il blâmoit dans son ouvrage, et s'étoient tirés d'affaire, parce que la maladie n'avoit pas été considérable.

Mais les gens bornés ne sont pas faits pour distinguer les différens degrés des maladies, non plus que pour distinguer une maladie d'une autre : aussi concluent-ils que ce qui a soulagé dans un cas, soulagera dans tous les autres ; et que ce qui n'a pas fait de mal dans un temps, n'en fera pas non plus dans un autre. C'est ainsi qu'on passe inconsidérément du particulier au général. Un mauvais moyen curatif peut ne pas faire de mal dans des circonstances indifférentes, et faire périr dans des cas plus graves.

Si les astringens, les aromates, le vin, l'eau-de-vie paroissent aider, c'est qu'on ne différencie pas un cours de ventre d'une dyssenterie, ou une dyssenterie légère d'une dyssenterie plus considérable. Dans un cours de ventre sans matière morbifique, les bons effets de ces médicamens sont d'autant plus aisés à comprendre, que le cours de ventre cesse aussitôt qu'on a remédié à la flaccidité et au relâchement des intestins. Le cours de ventre et la dyssenterie paroissent ordinairement dans le même temps; et l'on prétend employer pour la dyssenterie ce qui a fait du bien dans le cours de ventre; ce qui ne peut pas être général. J'ai vu, pendant notre épidémie, un paysan pris d'un grand cours de ventre avec de fortes tranchées; les selles étoient blanches et non sanguines (quoique j'aye vu des cours de ventre très-courts et innocens, mais abondans et sanguins, lorsque la dyssenterie régnoit); ce paysan n'eut pas le moindre sentiment de fièvre : sa maladie étoit donc un simple cours de ventre douloureux, et non pas une dyssenterie. Il concassa trois grandes cuillerées de baies de laurier et de poivre, les fit bouillir dans du lait, but ce mélange; les tranchées cessèrent aussitôt, et le dévoiement disparut en deux jours. Dans une dyssenterie putride, ce médicament l'auroit tué. Dans un cours de ventre simple, le vin est le plus souvent une chose indifférente; de sorte même que dans ces circonstances je ne me suis pas fait un scrupule de boire du vin rouge de Neuchatel, de Bourgogne, ni même du violent Tinto d'Espagne (1), parce que ces vins me revenoient mieux que la rhubarbe. Je me suis servi aussi indifféremment des aromates et d'autres choses de même nature; mais, encore une fois, il faut se persuader que cela ne prouve rien relativement au traitement de la dyssenterie; qu'il est possible que le relâchement, ou, si l'on veut, le refroidissement des intestins, cause un cours de ventre dans lequel ce dont je viens de parler aura de très-bons succès; mais que, dans la plupart des cours de ventre qui viennent de matière crue, le meilleur moyen de les guérir, c'est de faire évacuer les matières. Il faut être prudent à cet égard, sur-tout pendant les épidémies dyssentériques, parce

------

(1) Les eaux sélénitenses de Damartin, à sept lieues de Paris, me donnèrent un dévoiement excessif au bout de trois jours de résidence. Abattu par la fréquence des selles, je bus une bouteille de vin très-vieux, pur; dans le cours du jour suivant, je fus rétabli.

qu'un cours de ventre qui paroît alors de lui-même, est souvent le signe précurseur de la dyssenterie.

On voit aussi des attaques dyssentériques, indifférentes. Parmi ces attaques, je compte celles où la bile ne joue aucun rôle, où il n'y a pas d'inflammation et où il n'y a qu'une très-petite fièvre; attaques qui ne sont pas alors de mauvais caractère. Dans ces cas-là on s'est servi, sans inconvénient, de l'opium, vin préparé avec du quinquina ou d'autres médicamens bézoardiques et en général échauffans. Mais on n'auroit tenu cette conduite qu'avec de grands désavantages dans les attaques dyssentériques putrides, ou bilieuses, ou accompagnées d'inflammation.

Je dois encore ajouter une observation importante sur la différence qui dépend de la nature de la maladie. Il peut quelquefois arriver un flux de sang sans inconvénient, dans la dyssenterie, et même la faire cesser; tandis que l'on ne voit pas de sang dans d'autres selles qui conduisent à la mort. Comme une légère expectoration sanguine ne nuit pas toujours dans une inflammation des poumons; ou comme, dans les douleurs les plus aigues des hémorroïdes,

un flux de sang du siége de cette maladie fait tout-à-coup cesser les douleurs, de même aussi peut-il arriver que
des selles sanguines soient avantageuses dans la dyssenterie.

Un paysan, âgé de soixante ans, et
buveur du premier rang, fut pris de la
dyssenterie à un degré probablement
peu considérable : il but beaucoup de
vin ; ses selles devinrent très-sanguines,
et il fut inopinément guéri. Le paysan
conclut de-là que le vin avoit été la cause
de sa guérison. Le curé du village se
servit de cet exemple pour contredire
mes avis, et ne manqua pas de le citer
en toute occasion à tous ses paroissiens ;
mais ce bon homme ne fit pas attention
que, si le flux de sang ne fût pas survenu,
le vin auroit infailliblement tué le malade. Il étoit encore moins en état de
comprendre qu'il arriveroit à peine une
fois un pareil flux de sang critique après
mille tentatives, dans lesquelles on don-
neroit beaucoup de vin à boire aux malades dyssentériques, et qu'ainsi on feroit décidément périr nombre de sujets,
avant de pouvoir espérer d'en sauver un
seul, non pas tant par le vin que par le
flux de sang.

De grands médecins, dira-t-on, ne se

sont pas fait de scrupule d'employer le vin dans la dyssenterie. Degner conseilla le vin du Rhin, de Moselle, pendant tout le cours de la maladie, malgré la fièvre ; mais il ne le fit que par rapport à leur acidité agréable, et croyant que par-là ces vins s'opposoient à la putridité de la bile, fortifioient l'estomac et les intestins, ou rétablissoient les forces perdues : d'ailleurs il ne le conseilloit qu'à petite dose, et avec la plus grande réserve. Il trouva que les vins forts, spiritueux, doux, étoient préjudiciables ; qu'ils augmentoient les inquiétudes, les chaleurs, la soif. Il remarqua que les vins austères et astringens, tels que le Pontac, étoient encore plus nuisibles, et les défendit même vers la fin de la maladie. Tissot s'aperçut aussi que le vin, donné à petite dose, étoit quelquefois très-avantageux, même au commencement de la maladie ; mais ce n'étoit que dans des circonstances très-particulières. Il vit une femme dyssentérique fort altérée, et ne voulant boire que de l'eau avec un douzième ou un quinzième de vin blanc fort léger : elle s'en trouva bien, et fut guérie par les moyens curatifs ordinaires. Huxham conseilloit, en certaines circonstances, un peu de vin rouge mêlé avec beaucoup d'eau. Le docteur Mieg, de Bâle, se servit avantageusement de vin rouge dans une épidémie dyssentérique. C'est même avec beaucoup de raison que l'on conseille le vin rouge dans les dyssenteries malignes, où il faut absolument des cordiaux, comme je le ferai voir dans la seconde partie de cet ouvrage.

C'est donc vouloir se faire illusion, que de m'objecter ces observations sur l'usage du vin dans la dyssenterie. On voit aisément la différence qu'il y a entre la manière dont les vrais médecins permettent le vin dans cette maladie, e. celle dont le peuple en fait usage. Les médecins l'ordonnent comme un médicament, presque goutte à goutte, et non sans faire attention à la moindre circonstance, au lieu que le peuple chez nous le conseille, et le boit sans mesure du matin au soir : tant il est difficile, suivant moi, de profiter de l'expérience des autres. Ce n'est même qu'avec beaucoup d'esprit et de pénétration, qu'on peut décider quand on doit donner du vin ou des cordiaux dans les maladies rapides et dangereuses. Je pourrois citer ici beaucoup de choses sur ce sujet ; mais j'aime mieux faire parler Tissot.

« Comme les causes de foiblesse, dit
« ce grand médecin, sont différentes,
« les cordiaux le sont aussi : car il n'y
« a pas d'autres cordiaux que ceux qui
« ôtent la cause de la foiblesse. Dans
« l'affaissement des solides, on rétablit
« les forces par des médicamens aus-
« tères, mêlés avec du vin et des spiri-
« tueux; dans le manque de sucs subs-
« tantiels, on se sert d'alimens; mais ces
« deux espèces de cordiaux (1) augmen-
« tent la foiblesse dans les fièvres putri-
« des, au commencement desquelles les
« malades éprouvent déjà une prostra-
« tion extrême. Cette prostration a lieu
« pour lors par l'irritation de la bile ; et
« l'on ne rétablit les forces qu'en faisant
« évacuer. Les vomitifs et les purgatifs
« sont donc alors les vrais cordiaux.
« Toutes les substances chaudes, les spi-
« ritueux et tous les vins augmentent

---

(1) Cependant j'ai quelquefois remarqué la prostration des forces à un degré si considérable au commencement de ces fièvres, que j'ai craint pour la vie
des sujets. Dans plusieurs de ces cas-là j'ai administré
l'acide sulfureux, la dose de quatre à six gouttes dans
une infusion de graine de lin, immédiatement après le
vomitif; purgeant peu après, et réitérant l'acide à
deux ou trois gouttes dans les intervalles des purgatifs. Les malades s'en trouvent très-bien. *Voyez*
HÉRÉDIA, *de Curat. Febr. malign.* p. 615, tom. 1;
SENNERT, *de Febr.* liv. 4, c. 11,

« l'irritation de la bile, la chaleur, arrê-
« tent les évacuations, et font passer,
« comme tous les sudorifiques, la ma-
« tière morbifique par tout le corps. Le
« peuple ne comprend pas cela : aussi
« prend-il du vin dès que ses forces s'a-
« battent ; il a recours à des aromates et
« à tout ce qui peut échauffer. Je puis as-
« surer, avec vérité, qu'il n'y a rien de si
« pernicieux pour les malades ; et que
« cette malheureuse coutume a fait pé-
« rir, dans les fièvres putrides (1), nom-
« bre de sujets qui seroient réchappés,
« si le peuple étoit susceptible de réflé-
« chir, premièrement, que l'on peut
« se soutenir long-temps avec de l'eau
« simple et une tisanne légère, et que
« personne n'est jamais péri faute de
« manger, dans les maladies aigues;
« secondement, que les substances spi-
« ritueuses ou nutritives, prises au com-
« mencement des fièvres, abattent très-
« souvent toutes les forces, augmentent
« la fièvre et arrêtent les effets des mé-
« dicamens ; troisièmement, qu'il n'y
« a de vrais cordiaux que ceux qui en-

------

(1) *Voyez* cependant l'observation importante d'Hé-
RÉDIA sur l'usage du vin, *de Curat. Febr.* pag. 627,
tom, 2.

« lèvent la cause de la maladie; qua-
« trièmement, que le choix de ces mé-
« dicamens est même fort difficile aux
« médecins les plus habiles, et au-des-
« sus de la portée des commères et de
« la plupart de ceux qui se mêlent de
« médecine. Malheureusement, avec
« *Alexis*, tout le monde croit être mé-
« decin. L'erreur, dans ces cas-là, est
« de la dernière conséquence, parce
« qu'un sujet périra infailliblement avec
« le cordial qui aura sauvé la vie à d'au-
« tres. »

Quelques nouveaux médecins anglois ont administré le vin chaud et
l'eau-de-vie dans la dyssenterie, lorsqu'elle avoit duré plusieurs semaines, et
que la fièvre avoit disparu depuis quelque temps; mais, de leur aveu même,
ces tentatives ont été les plus malheu-
reuses : ils remarquèrent même de si
grands mal-aises de l'usage de l'eau de
cannelle, qu'ils furent obligés de l'abandonner. Au lieu qu'une autre méthode
angloise fit apercevoir beaucoup d'a-
vantages, en défendant les viandes, le
vin et tous les spiritueux.

Un autre préjugé, non moins dangereux que ceux que je viens de combat-
tre, c'est que, dans la dyssenterie, l'on

charge toujours le malade, s'il vient à mourir; et qu'au contraire, on attribue tout à l'art, et rien à la nature, si le malade échappe à la mort. Mais il est de fait que nombre de personnes se sont guéries de cette maladie, sans user d'aucun médicament, dans l'épidémie de 1764, tandis que dans le même endroit il est mort cinquante-cinq malades. La nature peut donc beaucoup faire; mais il n'est pas moins vrai que la nature ne peut pas tout faire alors: car, en tout temps et en tous lieux, les malades pris de sérieuses attaques, et abandonnés aux forces seules de la nature, ou sont morts, ou sont tombés dans un état de langueur où ils sembloient ne traîner qu'un cadavre vivant, incapables du moindre travail. C'est, je pense, un médecin instruit de l'histoire des maladies, et par une expérience bien réfléchie, qui peut seul différencier les limites des forces de la nature et de l'art.

CHAPITRE IX.

Réflexions sur la manière de diminuer ces préjugés dans la campagne.

Le plus grand usage de la philosophie doit certainement être de porter son flambeau dans les ténèbres des préjugés, relativement à ce qui arrive ordinairement dans la vie, et de donner à la philosophie toute l'apparence de l'intelligence naturelle. Cette philosophie, qui consiste dans une aptitude pratique à juger des choses, est celle que je me fais un devoir d'entendre, et dont je vais encore faire l'application dans ce chapitre, aussi directement que je le pourrai.

Parler à la plupart des hommes de démêler des idées en abstrayant, c'est leur faire entendre des mots qu'ils ne comprennent pas. Cette méthode est d'ailleurs aussi peu utile au lit des malades, que dans la vie journalière; et j'écris aussi simplement que je parlerois. Il ne seroit peut-être pas inutile d'attaquer l'erreur avec plus d'attention; mais des raisonnemens étudiés ne sont bons que pour le discours.

La manière de diminuer les préjugés dont j'ai parlé, consiste à ôter alternativement les obstacles qui s'opposent aux progrès de la vérité, et à donner les instructions nécessaires. L'instruction, en bien des points, est un principe de connoissance ; cependant elle n'est pas en elle-même un principe de conviction et d'assentiment. On a déjà remarqué qu'on ne donne son assentiment à une instruction, que quand l'expérience particulière, que ceux que l'on instruit ont de la vérité des suites d'une connoissance acquise par instruction, et certains principes apparens d'aptitude, de droiture dans ceux que l'on instruit, en outre une pénétration vraie ou apparente à saisir les choses, se trouvent concourir avec différens principes moraux.

Un des premiers et des plus grands obstacles que trouve la vérité, relativement à la santé des gens de la campagne, vient de la grande considération que les barbiers-médecins de villages ont auprès du paysan. Le gouvernement de Berne pensa, en 1765, interdire la pratique de la médecine à ces ignorans,

sous les peines les plus rigoureuses.
Mais on sait que les lois les plus sages
n'ont pas toujours leur effet, à moins
qu'on n'emploie la force pour les faire
reconnoître. Il faudroit d'ailleurs que
depuis le plus haut jusqu'au plus bas
degré des emplois, ceux qui forment
l'ensemble du gouvernement s'accor-
dassent unanimement, afin que la loi,
semblable à un feu électrique, se fit
sentir dans le même moment à toutes
les parties du corps de l'état.

Or le paysan qui se trouve dans un emploi subalterne, appréhende que le médecin de son village ne l'ensorcelle, lui
et sa vache (s'il va dire au gouverneur de
sa contrée que ce médecin exerce encore
la médecine, lorsque cela est défendu),
aussi hardiment que lorsqu'il tuoit le
premier venu, quand cela lui étoit permis. Ce motif, tout insensé et tout ridicule qu'il paroît, n'est pas peu important
pour ce paysan : car on croit aux sor-
ciers et aux enchantemens dans nos provinces, où l'ignorance règne encore,
avec autant de fermeté que dans la La-
ponie et la Croatie.

Le magistrat le mieux intentionné
ne peut donc pas faire tout le bien qu'il
voudroit faire. On a vu, dans l'épidémie

de 1765, un bourreau du canton de
Berne, à qui le magistrat avoit très-ex-
pressément défendu de faire la médecine, aller exposer tous ses secrets et
ses drogues dans le canton de Soleure,
sur les limites du canton de Berne, et
donner ses ordonnances sur l'inspection des urines que toute la campagne
lui envoyoit dans des bouteilles. Sous
les yeux des officiers subalternes campagnards, ne voyons-nous pas des médecins villageois s'installer librement,
et exercer leur art meurtrier avec autant de confiance qu'un charlatan qui
a obtenu un privilége pour vendre ses
drogues? Il est même inutile d'en prévenir les officiers supérieurs des provinces, à qui l'on n'est pas toujours capable de persuader une vérité dont on
est soi-même convaincu; ce seroit d'ailleurs susciter une querelle interminable.
Il seroit aisé de réduire à l'obéissance
les médecins villageois de nos provinces, si le mal ne venoit que d'eux seuls;
mais le nombre des charlatans et des
bourreaux qui demeurent dans les pays
limitrophes de nos cantons, fournit trop
au paysan de quoi fomenter ses erreurs
et ses malheureux préjugés. Comme ce
paysan est persuadé que le bourreau

trouve dans le corps des pendus, ou de ceux qui sont morts d'une mort violente, de quoi guérir tous les maux de l'humanité, il enverra toujours son urine à ces bourreaux, soit d'un côté, soit de l'autre, dans nos cantons ou chez nos voisins. Il ne se fera pas plus de scrupule de consulter un médecin de chevaux ou de vaches, s'il est à portée de le faire : voilà les gens dont le paysan, chez nous comme ailleurs, écoute les oracles, et achète des médicamens.

Chacun sait que l'insolence de ces fripons égale au moins leur stupidité et leur ignorance. Il est vrai que notre magistrat a pris de sages mesures pour leur ôter la considération qu'ils avoient. Ils sont exposés à une peine infamante dans le cas de récidive. C'étoit ainsi qu'on punissoit les charlatans à Montpellier. On les promenoit dans la ville sur un âne, le dos tourné vers la queue. Pourquoi tous les potentats de l'Europe ne notent-ils pas ces fourbes d'infamie (1), bien loin de leur accorder des priviléges qui les autorisent à faire périr tant de victimes ?

Cependant on devroit encore plutôt

____

(1) L'argent fait tout, dit Boileau.

songer à établir une bonne police dans
les campagnes, relativement à la santé, qu'à faire exécuter rigoureusement
la loi portée contre les charlatans et
les fourbes qu'on punit pour abuser le
paysan.

La bonne police consiste à procurer
à toutes les parties d'un peuple l'état le
plus avantageux : or il est évident que
le soin de la santé, et l'attention qu'on
doit apporter à la population, qui en est
la conséquence, contribuent à opérer
une grande partie de ce bien-être.

On a réellement fait chez nous d'excellens établissemens généraux pour la
santé du peuple ; mais le paysan est si
peu envisagé dans ces établissemens,
que la police, qui concerne son bien-
être, s'étend tout au plus à terminer les
querelles et les vols. Cependant les ordres du magistrat concernant les charlatans ne peuvent sortir leur plein et
entier effet, qu'autant qu'on songera à
établir une police exacte relativement
à la santé des campagnards. Ceci mérite encore attention, par une raison
toute particulière. On conviendra sans
doute qu'une bonne police établie dans
la campagne y répand nécessairement
certain goût qui est bientôt suivi de nou-

velles lumières; et l'ignorance dispa-
roît ainsi peu à peu.

Tous les yeux sont ouverts sur les
avantages de notre administration et sur
notre philosophie politique : les esprits
sont dans une fermentation totale à cet
égard. Mais le goût actuel des sciences économiques n'est peut-être qu'une
mode ; or, tout ce qui est de mode est
passager. Si la mode nous procure de
bonnes lois, il faut espérer qu'elles seront permanentes.

Le premier objet de cette police est
donc de faire exécuter la loi que le magistrat a portée contre les charlatans des
villages , et tous les fourbes qui abu-
sent de la crédulité du peuple, au moins
dans nos provinces. On ne peut voir de
loi plus sagement réfléchie? Cependant
il en est de cette loi comme d'une belle
montre qui ne va pas, pour un seul défaut qui s'y trouve. Tous les fourbes in-
terprètent cette loi dans le sens le plus
général, et personne n'en avertit les gou-
verneurs de chaque contrée ; d'où il arrive qu'aucun d'eux n'est puni selon la
loi. Les officiers subalternes des campagnes voient et savent pertinemment
ce désordre, et aiment mieux se rendre
coupables d'un parjure, que d'en faire

avertir le magistrat. Dans nombre d'endroits que je connois du canton de Berne, on voit encore quantité de ces assassins, tant indigènes qu'étrangers, pratiquer leur art meurtrier avec la plus grande sécurité, parce que chaque sujet croit avoir la liberté de se faire traiter par qui bon lui semble.

Non-seulement ces assassins ont par-là toute liberté; les efforts des vrais médecins deviennent encore inutiles auprès de leurs malades; et l'état souffre des dommages irréparables de la dépopulation. En janvier, février, mars et avril 1766, nous eûmes dans plusieurs villages des districts de Wildenstein et de Castelen, des fièvres putrides qui se manifestèrent par un point de côté (1).

____

(1) Il est étonnant combien il se commet de fautes dans le traitement de ces fièvres, dont les deux premiers symptômes caractéristiques sont un abattement ou un assoupissement extrême, et un point de côté. Voici deux exemples qui fourniront peut-être à nombre de chirurgiens l'occasion d'être plus prudens. En février dernier je fus appelé chez le C., vis-à-vis du palais; c'étoit le neuf de la maladie. Il avoit été saigné deux fois; et depuis la seconde saignée son état avoit si fort empiré, que je trouvai le malade à toute extrémité, et dans le délire depuis deux jours, n'ayant que quelques momens de connoissance. Le chirurgien, qui avoit pris la maladie pour une inflammation de poitrine ou une pleurésie, avoit fait prendre beaucoup de loochs pour tout médicament, au lieu de procurer les évacuations

Les paysans recoururent aux bourreaux, aux charlatans, aux barbiers de différens

convenables. J'ordonnai sur le champ le kermès, à la dose d'un grain dans un bol de cacao, et autant pour le lendemain matin, joignant à cela une tisanne laxative pour la nuit. Le lendemain, à neuf heures du matin, le malade avoit beaucoup évacué par haut et par bas, se trouvoit fort abbattu, mais mieux. Je sollicitai encore modérément les évacuations avec succès. Il survint une difficulté d'uriner dont je tirai un bon présage. Alors j'attendis ce que la nature me diroit. Le quatrième jour que je le vis, les urines vinrent assez abondantes, et avec le sédiment le plus louable. Le malade se tira d'affaire; mais sa convalescence fut très-longue.

Au moment où je m'occupois de cet ouvrage, 18 mai, je fus appelé chez un serrurier dans Saint - Jean de Latran. Cet homme, dont la maladie s'étoit manifestée avec les symptomes mentionnés, étoit au sixième de sa maladie, et avoit été saigné quatre fois, et au moins trois fois mal à propos. Je trouvai le malade avec une fièvre extrême et un point de côté suffoquant, qui, depuis les saignées, s'étoit porté de l'hypocoudre droit au-dessus de la mammelle droite. Je sollicitai les évacuations pendant trois jours, et le neuvième il étoit hors de danger. Les matières étoient aussi noires que de l'encre. Le onze il eut une rechute, pour avoir mangé gros comme une noix de viande, malgré mes défenses. Les évacuans le tirèrent d'affaire. Le quinze il mangea un biscuit, au lieu d'un peu de soupe que je lui avois permis. Il eut une indigestion, et se trouva extrêmement mal. On me vint chercher : je le fis évacuer avec trois grains de tartre stibié, dans beaucoup de lavage qui précipita le biscuit tel qu'il l'avoit pris. Il est convalescent, et se trouve bien.

On ne sauroit donc trop recommander d'éviter la saignée dans ces fièvres, qui ne sont presque jamais compliquées d'inflammation que par la résidence des matières dont l'acrimonie devient alors considérable, sur-tout quand la bile y joue certain rôle, comme cela arrivera dans toutes les fièvres d'ici aux premiers froids, parce que nous n'avons pas eu assez de froid l'hiver

endroits. La plupart des malades moururent le trois, le cinq ou le six de la
maladie. Un barbier, entr'autres, eut
sur-tout recours à la saignée, qui fait tout
empirer si rapidement dans une fièvre
putride. Le médecin - barbier, voyant
que ceux qui soignoient ses malades paroissoient avoir envie d'appeler un médecin, disoit d'un ton décisif : « Cela est
« inutile ; la maladie est absolument
« mortelle, puisque la saignée n'a pro-
« curé aucun soulagement. » Le paysan, persuadé par cet air imposant, se
donnoit bien de garde de faire venir un
médecin.

Il mourut d'une pleurésie putride un
homme âgé, entre les mains de ce barbier, en mars 1766 ; et la femme de cet
homme fut aussi attaquée de la même
maladie. On lui conseilla de faire venir
un médecin. Le barbier secoua la tête,
en assurant que la maladie étoit décidément mortelle. L'homme, dit - il, est
mort de la même maladie, malgré la sai-

---

dernier pour dompter l'humeur bilieuse ou atrabilieuse
de l'automne de 1774. La saignée peut cependant se
pratiquer encore, si les sujets ont la fibre extrêmement
roide, mais il faut aussitôt solliciter les évacuations,
et tempérer en même temps la fureur de l'humeur
bilieuse.

gnée; ainsi la femme doit en mourir aussi, d'autant plus que ses enfans s'opposent tous à ce qu'on la saigne. La femme, entièrement déconcertée par cette assertion, ne vouloit plus entendre parler ni de médicamens, ni de médecins. Le quatorzième jour de la maladie sa fille vint cependant me trouver, me dit que sa mère avoit continuellement envie de vomir, la bouche très-amère, une douleur poignante et une grande oppression de poitrine, de grandes chaleurs, et étoit presque suffoquée; qu'outre cela elle toussoit beaucoup, et ne crachoit presque point. Elle ajouta que sa mère ne vouloit plus rien prendre, parce que le barbier lui avoit dit qu'elle n'en reviendroit pas; malgré cela cette fille me demanda du secours. J'y passai avec la fille, et fis prendre tout ce qui est requis dans ces fièvres putrides. La première dose ne fut prise qu'aux instances de la fille. La malade, se sentant alors soulagée, prit les doses suivantes très-volontiers; mais elle se lassa bientôt de ces médicamens, parce que le barbier, qui étoit revenu la voir, lui avoit encore protesté qu'elle ne se tireroit d'affaire que par la saignée que j'avois extrêmement défendue. La fille s'y étoit opposée, d'après mes avis ; mais la mère avoit pris le parti de laisser là tous les médicamens. Nonobstant cette résolution, je parvins à lui en faire reprendre, et en peu de jours elle fut hors de danger.

Je pourrois citer nombre d'exemples semblables, pour prouver les mauvaises manœuvres des gens peu instruits qui se mêlent de l'art de guérir, se font toujours un devoir d'éviter la présence des médecins, ou ne les demandent que lorsque les malades sont dans le plus grand danger, et font souvent plus de tort que tous les charlatans et les opérateurs des places publiques.

Le second objet de la police que je voudrois qu'on établît dans les campagnes, seroit d'arrêter l'influence qu'ont les préjugés d'un sot bien portant sur l'esprit d'un malade stupide. C'est une maxime générale parmi nos campagnards, qu'*il faut donner aux malades tout ce qui leur plaît, et faire en tout leur volonté*. Or, un paysan ne veut rien que ce qui tend à sa perte. Si un ami lui conseille de recourir à un médecin plutôt qu'à un empoisonneur, tous les ignorans assistans le regardent comme un novateur et un malheureux, qui veut faire périr le malade, aux volontés duquel il s'oppose. La volonté du paysan malade est une loi sacrée, que la maladie soit mortelle ou non. Cette stupidité coûta la vie à une infinité de monde dans le canton de Berne.

Chaque femmelette ignorante prétend éclairer la société de ses avis absurdes, et rien ne devient si pernicieux au lit des malades, que ce concours de têtes folles qui rebattent sans cesse la maxime pernicieuse, mentionnée, et nuisent ainsi au médecin, et sur-tout au malade. Autant les femmes sont utiles au lit des malades quand elles ont de la raison et de la prudence, autant sont-elles dangereuses quand elles suivent le malheureux instinct qui leur fait presque toujours prendre le plus mauvais parti. Tout ce que l'on peut imaginer de plus insensé, est ce qui se met en délibération dans ces assemblées de femmes ignorantes. Il n'y a pas de femme à la campagne et dans nos villes, qui ne se croie en état et même obligée de traiter un médecin avec un ton d'autorité absolu.

Le but direct de cette conduite est d'anéantir toute la confiance qu'on devroit aux habiles médecins, et d'affermir l'autorité de tous les charlatans et des femmelettes. Mille fois j'ai vu les malades abandonner les vrais médecins, pour recourir à des malheureux qui les ont fait périr. Je ne finirois jamais si je voulois rapporter tout ce que j'ai vu à cet égard. Voici cependant un exemple qui mérite attention.

Vers la fin de mars 1766, une fille de dix-huit ans, du village de Hotweil, fut prise d'une pleurésie putride des plus considérables. Le quatrième jour le père demanda mon avis ; je lui donnai les médicamens nécessaires, et les avis les plus directs relativement à la diète : la malade sentit bientôt un soulagement considérable. Le sixième jour de la maladie, il vint dans la chambre de cette fille une foule de femmes écervelées, qui lui annoncèrent qu'elle n'en reviendroit pas ; qu'ainsi tous les médicamens étoient inutiles, excepté le vin, qui pouvoit encore l'aider, puisque tant de personnes qui n'avoient pas bu de vin étoient mortes, et que l'on sentoit les plus vifs remords de ne pas leur avoir donné du vin. Cette fille, à ces propos, tomba dans une mélancolie extrême, et demanda du vin. Le père, que j'avois averti, en refusa, mais ne put empêcher qu'elle refusât aussi tout médicament. Aussitôt tous les symptômes de ces fièvres reparurent. Le septième le père revint me trouver, rapportant le reste de mes médicamens, et me dit ce qui s'étoit passé, pleurant le triste sort de sa fille. Je lui représentai son tort, et qu'il falloit chasser toutes ces commères de chez lui, s'il vouloit ravoir sa fille, qu'il étoit encore possible de sauver. Il partit, me promettant bien de le faire ; les chassa toutes l'une après l'autre, remit un peu l'esprit de sa fille, lui fit prendre mes médicamens selon mes ordres. Elle s'y prêta volontiers, et le douzième elle fut guérie.

Les malades, sans exception, nous fournissent mille exemples de cette nature dans les campagnes. Or, j'ose demander si les yeux qui veillent avec tant d'attention au bien - être de toutes les parties de l'état, ne devroient pas aussi se fixer sur cet objet ; et si la police peut permettre qu'il périsse volontairement tant de sujets dans l'état, ou plutôt si l'on ne devroit pas l'empêcher ?

Le canton de Berne n'est pas extrêmement peuplé relativement à son étendue. On voit le mal, on en cherche les causes, et même dans des circonstances qui n'ont aucune influence sur le mal présent. Pour moi, je pense que la cause de la dépopulation ne vient que des préjugés où l'on est par rapport à la santé; préjugés qui, entretenus par les raisons que j'ai détaillées ci-dessus, coûtent la vie à une infinité de sujets de ce canton.

Le suicide est défendu par la seule raison, sans même consulter les lois. Or la conduite de nos paysans n'est-elle pas un vrai suicide? Qu'importe qu'on périsse de sa propre main, ou de celle d'un autre qui assassine un homme qui veut périr? Je ne comprends pas comment les lois font rouer, pendre, fusiller tels ou tels meurtriers, tandis que l'on voit d'un œil tranquille un homme en tuer un autre avec des drogues qui, d'après une expérience constante, feront infailliblement périr le malade. On dira peut-être que ces gens ne tuent qu'avec une bonne intention; mais on sait que l'intention ne fait pas toujours la mesure du crime : autrement il faudroit un code particulier pour chaque citoyen, et de nouvelles lois pénales pour chaque crime, puisque l'on peut causer le plus grand dommage à la société avec les meilleures intentions.

Il ne faut qu'une résolution hardie pour faire cesser cette folie meurtrière. Le gouvernement est trop intéressé à la santé du paysan, pour lui permettre d'agir à son gré à cet égard ; et l'on devroit punir exemplairement ceux qui sont cause de ces morts volontaires, ou par leurs manœuvres ignorantes , ou par leurs avis : d'autres seroient plus circonspects. Une police bien réglée ne me paroît pas une chose si difficile qu'on le pense : car tout est possible quand on le veut effectivement. Mais, a-t-on des exemples qu'on ait détruit les préjugés du peuple par des lois pénales, lorsque tout raisonnement étoit inutile ?

Ceux qui connoissent l'homme ne seront pas étonnés de l'exemple que je vais leur produire à cet égard ; le fait est arrivé à Saltzbourg. Le comte de Prank , autrichien , commandant de cette ville, me le raconta ainsi pendant le long séjour qu'il fit dans ma maison. On lui vint dire plusieurs fois , que ses soldats étoient inquiétés la nuit par des revenans, et que plusieurs, par rapport à cela , négligeoient leurs devoirs. Les ordres qu'il donna là-dessus furent ceux d'un vrai philosophe ; ce fut de donner cent coups de bâton au premier qui se plaindroit de ces revenans. Depuis ce moment-là aucun soldat n'en parla plus.

Une grande partie des Suisses protestans ressemblent entièrement à ces soldats de Saltzbourg, pour la superstition. Il y a quelques années, qu'après la mort d'un honnête homme du village d'Embrach, canton de Zurich, il se répandit un bruit qu'on voyoit et entendoit cet homme se promener, tantôt dans la campagne, tantôt autour de sa maison. Tout le monde crut cela très-fermement. Quelques parens du défunt crurent devoir rechercher juridiquement les auteurs d'un bruit aussi préjudiciable à sa mémoire. Après une enquête en forme, on trouva que les auteurs de ces contes étoient deux honnêtes gens du voisinage, des amis, des parens même du défunt, qui, par leur penchant singulier à la superstition, et par une imagination exaltée, croyoient fermement les absurdités qui pouvoient se présenter à leur esprit, et avoient fait confidence des craintes qu'ils s'étoient forgées à des amis qui les avoient aussi crus sur leur parole, et avoient ainsi répandu l'histoire par tout le village. Tous ces gens furent punis sévè-

rement, les uns par des amendes, d'autres par le déshonneur; et cette histoire
du revenant fut ensevelie pour jamais
dans l'oubli, contre ce qui arrive ordinairement. Depuis ce temps-là les préjugés des paysans de cette contrée-là
sont considérablement diminués, relativement à tous les contes superstitieux
et aux rêveries des esprits foibles.

Je demande donc s'il ne seroit pas
possible de détruire par le ridicule, par
le déshonneur, ou par une peine pécu-
niaire, les préjugés de nos paysans, relativement à leur santé? Mais je laisse
à des gens plus pénétrans que moi à démêler cette question, pour passer à la
manière dont on devroit s'y prendre
pour instruire le paysan sur l'objet de
sa santé. Je puis parler de cela avec plus
de liberté.

On ne peut se faire entendre au paysan que par le moyen, ou du curé, ou
de l'almanach. Celui-ci nous ouvre une
voie excellente pour détruire les préjugés du paysan, relativement à sa santé.
Je n'ai que trop souvent éprouvé combien le calendrier étoit préjudiciable
aux travaux d'un vrai médecin; mais
la société économique de Berne vient
de faire quelques tentatives qui, par la

suite, pourront peu à peu faire paroître et goûter la vérité. En 1765 on a
donné dans le calendrier des avis fort
utiles au paysan concernant l'agriculture. En 1766 on y a inséré d'autres avis
très-sensés concernant l'éducation physique des enfans, et quelqu'un s'ima-
gina fort prudemment d'y tourner en
ridicule l'*ouromantie* et les ouronoscopes. En 1766 on a mis aussi dans le
calendrier les instructions du docteur
Ith, concernant les fièvres putrides. On
peut imiter, les années suivantes, ce qu'a
fait l'auteur du calendrier Suédois, relativement à ce qui regarde la médecine.
Le paysan a un respect singulier pour le
calendrier; et, quoiqu'il contredise ses
préjugés concernant l'agriculture et la
santé, il le lira parce que cela est dans
le calendrier, et le croira parce que cela
y sera imprimé.

Les Suédois, cette nation si éclairée,
qui triomphe de la pauvreté par le travail, et du plus ingrat climat par son
industrie, nous fournit à cet égard un
exemple des plus avantageux. Le calendrier fut, dans les mains de M. Roseen,
premier médecin du roi de Suède, un
moyen des plus louables pour secourir
nombre de malheureux indigens. On

sait que c'est par ce moyen qu'il a produit un Traité *de la Pierre de la vessie,* et les premiers essais de son Traité *des Maladies des enfans,* ouvrage que la société de Stockholm a fait imprimer, et que l'on peut regarder comme un des meilleurs livres de médecine de notre siècle. MM. Hartman et Darelius, deux autres médecins suédois, encouragés par le noble exemple de M. Roseen, ont entrepris un pareil ouvrage sur les maladies des adultes.

En général, aucune nation ne voit mieux que les Suédois combien la médecine a d'influence sur le bien-être d'un état. Dans le dernier trimestre des Mémoires de Stockholm, de l'année 1755, M. Wargentin s'occupa de l'augmentation des habitans comme de la vraie richesse de l'état. Il regarde, comme le moyen le plus propre à ces vues, le bon état de la médecine ; comme celui qui ordinairement, et sur-tout lors des contagions, peut conserver des milliers de citoyens. Pour en mieux faire sentir la conséquence, il produit des tables par lesquelles il montre le rapport des individus qui périssent de certaines maladies à Stockholm, à Londres et à Berlin. Le nombre de ceux qui y meurent de la pleurésie, est à ceux de Londres comme 870 à 22 ; des fièvres algides, il en meurt comme 185 à 3 ; des maladies d'estomac, comme 431 à 160 ; de l'apoplexie, comme 367 à 86 ; de la goutte, comme 66 à 22 ; des accouchemens difficiles, comme 158 à 99 ; de la petite-vérole, comme 1558 à 813. La petite-vérole y fait périr plus de femelles, parce que les femelles y savent mieux la médecine que les médecins, comme chez nous. Le collége de médecine a aussi fait remettre à toutes les paroisses du royaume, des instructions pour le traitement des maladies des enfans, de la petite-vérole, etc, et à tous les intendans des provinces un modèle de l'instrument utile que l'on a inventé pour rappeler à la vie les enfans suffoqués. Il a fait visiter les apothicaireries, etc, et l'on ne peut mieux louer ce respectable collége, que par ce que M. de Haller en a publié en langue allemande.

Mais, après cette digression, qu'on me pardonnera sans doute volontiers, je reviens à l'usage du calendrier. Le style des instructions qu'on y peut mettre, doit être simple, clair, précis, de manière qu'on n'y rencontre aucune équivoque. Il faut y éviter tous les termes

scientifiques, devroit-on même s'y servir d'expressions basses : c'est à des gens
ignorans que l'on parle. Le *Moniteur* (1)
souhaitoit, en 1766, que M. Hirzel ou
M. Zimmermann fissent un abrégé bien
précis de l'Avis au peuple de Tissot,
pour rendre cet ouvrage plus utile aux
gens de la campagne. Mais il faut observer que le paysan ne lit en général
que le calendrier, ou un livre de prières
les jours de fêtes, et lorsqu'il tonne.
Vouloir écrire pour le paysan, seroit la
même chose que ce que fit un maître d'é-
cole saxon, qui, voulant éclairer l'esprit de ses paroissiens, leur dit en colère du haut de son pupitre : « Lisez donc
« la logique de Wolff ! » C'est plutôt
pour ceux qui instruisent le paysan, que
l'on doit écrire, et par-là on le fera profiter d'avis salutaires.

C'est sur-tout par le moyen des curés
que l'on peut instruire le paysan, après
l'usage du calendrier, parce que le paysan a ordinairement beaucoup de foi aux
paroles de son pasteur, vu que c'est, selon lui, être très-habile homme que de
pouvoir parler publiquement pendant

____

(1) Feuille hebdomadaire morale, qui s'imprimoit
à Zurich, mais supprimée par ordre du magistrat.

une heure, ou au moins de pouvoir lire
l'évangile sans manquer. Ce fut des pas-
teurs que le paysan attendit le parti qu'il
devoit prendre, d'après mes ordonnances, ou mes défenses; et tous mes avis
et mes médicamens étoient absolument
inutiles, dès que le curé avoit dit : Buvez
du vin.

L'instruction orale est toujours la plus
avantageuse, parce qu'elle attire plus d'attention de la part des ignorans, et que
par-là on se fait mieux entendre. Comprendre une chose, c'est pouvoir se la représenter de manière à prendre la chose
pour ce qu'elle est, se conduire en conséquence, et pouvoir la reconnoître au
besoin. Or c'est ce que fait l'instruction
orale, qui doit porter peu à peu le paysan à réfléchir utilement, lorsque l'objet
des réflexions est fondé sur l'expérience,
et que le paysan peut réellement s'en
tenir à ce principe. Les opinions de ces
gens ne sont pas si enracinées qu'on ne
puisse les ébranler : en leur remettant
mille fois la même chose sous les yeux,
on parviendra à leur faire comprendre
qu'ils croient souvent sans examen, qu'ils
jugent sans raison et avec une précipi-
tation insensée, et la plupart du temps
sans le moindre scrupule, que la chose

soit fausse et leur soit inconnue, ou non.
Mais il faut pour cela que les curés soient
instruits avant le paysan.

Les candidats de notre canton font
ordinairement leurs études à Berne. On
leur donne quelques idées de la physique ; mais on peut être bien instruit
de la physique générale, et ignorer celle
du corps humain. Quelqu'un conseilloit de leur faire suivre un cours d'anatomie et de physiologie ; ce que je crois
fort inutile. Ces deux sciences sont, à
la vérité, le fondement de la pathologie, et par conséquent de la médecine-
pratique ; mais il s'agit moins de faire
d'eux des médecins que des gens capables d'éclairer le paysan sur l'objet direct de sa santé. Je pense donc qu'il vau-
droit mieux leur donner des instructions
pathologiques et diététiques, pour être
en état de secourir au moins les malades,
en attendant qu'on pût appeler les médecins chargés par le gouvernement de
veiller à la santé du peuple, ou de faire
voir au paysan le danger des préjugés
dans le traitement des maladies. Après
ces instructions, j'engagerai très - fort
tous les curés de campagne à lire l'Avis
au peuple de Tissot. Ils y trouveront de
quoi s'intéresser avec connoissance de

cause, et avec succès, au bien - être de
leurs paroissiens.

Note de l'Éditeur. J'ai passé rapidement sur nombre d'articles de ce chapitre, me contentant d'en présenter les
vues générales. Un seul avis vaut un volume pour des gens de génie. Ils sont
rares, dira-t-on. Soit. M. Zimmermann
a dû dire à ses compatriotes des choses
qui ne nous intéressent que peu. J'en ai
assez traduit pour faire sentir la sagesse
de ses vues patriotiques. Les médecins
éclairés en verront assez l'importance
par rapport à nous.

SECONDE PARTIE.

CHAPITRE PREMIER.

Avertissement sur le but de cette seconde partie.

Le meilleur moyen de dissiper les préjugés, quoiqu'il n'agisse que par différentes voies obliques, est, suivant moi, de publier une instruction sur la nature et l'essence de la chose même.

Il me semble donc qu'il est nécessaire, pour mes vues, de joindre à ce que j'ai déjà dit de la dyssenterie, des observations et des avertissemens d'une utilité générale, concernant cette maladie ; avertissemens qui puissent garantir mes lecteurs des conclusions erronnées auxquelles l'ignorance les conduiroit peut-être, en comprenant le général dans le particulier, ou, ce qui est encore pis, en prenant pour des lois générales des observations individuelles.

J'ai raconté, au commencement de cet ouvrage, les observations que j'ai faites pendant nos épidémies de 1765 ; j'en ai établi les espèces ; j'ai éclairci mes observations par beaucoup d'autres, que le traitement des différentes espèces m'avoit donné lieu de faire ; je les ai comparées les unes avec les autres ; j'ai marqué ce que toute la suite de mes expériences avoit prouvé être décidément nuisible. On a vu aussi les causes du malheureux penchant des malades pour tout ce qui peut préjudicier, ou faire même périr, en conséquence des funestes préjugés de l'ignorance. J'ai enfin essayé de proposer les moyens de remédier à ces préjugés, ou au moins de les affoiblir parmi nos paysans. J'ai encore à présenter au lecteur, 1° plusieurs observations des plus importantes que j'ai faites depuis le mois d'août 1766 jusqu'en décembre, durant l'épidémie dyssentérique qui fit les plus grands ravages dans une grande partie de la Suisse. 2° Je rapporterai aussi de différens écrivains ce qu'ils ont dit des différentes espèces de dyssenteries dont j'ai parlé, et j'examinerai leurs opinions. 3° Il y a encore d'au-

tres espèces de dyssenteries très-dangereuses, auxquelles la Suisse a été en
proie différentes fois, et qui peuvent encore y reparoître. Il sera donc utile de
répandre quelque jour sur cet article.

Il ne se passe presque pas une année
que la dyssenterie ne ravage l'une ou
l'autre partie de la Suisse. L'épidémie
de 1766 s'est manifestée dans la plupart
de nos cantons suisses, et a fait un vaste
tombeau d'une grande partie de notre
patrie. Il est mort un vingtième des habitans dans quelques villages du canton
de Zurich. Dans le district de Kœnigsfeld, où heureusement je n'ai pas eu
ordre de pratiquer, nombre de gens se
sont précipités dans le tombeau par leur
opiniâtreté. Les médecins se plaignirent
de tous côtés des funestes préjugés, et
de la barbarie des charlatans meurtriers,
encore plus que de la malignité de la maladie. Il m'est aussi mort plus de malades
cette année-là, que les années précédentes dans l'épidémie de 1765 : cinq
périrent par leur obstination, et j'en
laissai mourir un par impuissance de le
sauver. Mais, en 1766, il m'est mort
six personnes, deux faute de prendre
des médicamens, une pour avoir bu de
l'eau-de-vie, et trois à Brugg par mon

impuissance ; une de celles - ci même avoit plutôt une dyssenterie maligne que bilieuse ; l'autre périt par plusieurs mouvemens violens de colère qu'on lui occasionna, mouvemens qui furent accompagnés des symptômes les plus mauvais. Comme la confiance que j'ai dans mon foible savoir s'augmente tous les jours, à proportion de mes soins et de mon travail, ces cas de mort me montrent aussi qu'il y a encore des choses sans nombre que j'ignore, au grand plaisir de tous les sots qui me haïssent.

Ces épidémies dyssentériques, si fréquentes dans nos provinces, me donnent donc lieu de considérer cette maladie terrible avec plus d'étendue dans cette seconde partie. Les gens dont on ose espérer le bien que les médecins même ne peuvent pas procurer, apprendront, par les réflexions que je vais faire, la diversité considérable des circonstances et la différence des traitemens, et combien il est important de s'opposer à l'opinion qui prétend maîtriser toutes les espèces d'une maladie. Ils comprendront peut-être combien mes observations sont nécessaires dans un pays où il y a même des médecins renommés, qui, peu inquiets de l'analyse nécessaire pour procéder à une cure heureuse, prétendent nous injurier, en traitant de *théorie* les études et les recherches de notre art; et pensent, au contraire, qu'il y a des spécifiques particuliers pour chaque maladie, moyennant lesquels on peut tout guérir, en faisant dans un cas ce que l'on a fait dans un autre, et par-là rétablir infailliblement la santé; en outre, qu'un médecin sait tout quand il a été assez adroit pour se procurer ces spécifiques par flatterie, par argent, ou par ruse, ou en les tirant des livres de recettes où ils les ont aperçus, bien ou mal ordonnés; et que c'est par conséquent être le plus habile médecin, que d'avoir ces spécifiques à sa disposition.

C'est en partie pour m'opposer à cette funeste manière de penser, que j'ai écrit mon ouvrage de l'Expérience en médecine, et qui a été si bien reçu de toute l'Europe. Je vais faire les détails suivans dans la vue de m'opposer encore à la même folie, mais relativement à une maladie particulière qui dévaste souvent nos provinces; et je comprendrai dans ce chapitre la plupart des espèces de dyssenteries. Mon but est de faire taire les ignorans, et de faire concevoir une plus haute idée de la médecine.

CHAPITRE II.

Des différences génériques de la Dyssenterie.

La dyssenterie, après la peste et les maladies pestilentielles, est une des maladies les plus dangereuses et les plus générales du genre humain. C'est avec raison qu'on la craint quelquefois autant que la peste, parce qu'elle est assez souvent très-maligne et très-dangereuse.

Un médecin qui veut traiter cette maladie, doit sur-tout en examiner et en déterminer le genre, s'il veut se promettre du succès. On fait une différence essentielle entre la dyssenterie avec fièvre et sans fièvre, entre la dyssenterie bénigne et maligne, et entre la dyssenterie contagieuse et celle qui ne l'est pas. Si l'on n'aperçoit pas précisément et déterminément le vrai et le faux de ces différences, il est impossible de se faire un système exact pour la conduite que l'on doit tenir; et l'on n'est qu'un sot au lit des malades dans les circonstances douteuses et compliquées, avec tous les systèmes du monde.

Il me semble que ce n'est pas sans danger qu'on établit une différence essentielle entre une vraie dyssenterie sans fièvre ou avec fièvre. Je pense qu'on devroit bannir cette distinction de toute théorie médicale, parce que ce symptôme est plutôt ce qui distingue un cours de ventre d'une dyssenterie. Assez souvent, il est vrai, la fièvre qui accompagne d'abord la dyssenterie, n'est que très-peu de chose : voilà pourquoi quelques médecins disent qu'il n'y a pas de fièvre dans la dyssenterie, ou même que c'est presque tout le contraire ; que le pouls n'y est pas plus fréquent, mais petit. Mais le frisson, la foiblesse, l'abattement, qui ont lieu à la première attaque de la maladie, sont cependant les avant-coureurs ordinaires d'une vraie fièvre, et se montrent toujours lors de l'attaque ordinaire d'une dyssenterie. Je conviens encore que le pouls, les premiers jours, est petit et sans fréquence ; néanmoins il devient plus fréquent, et même excessivement, dans le cours de la maladie. J'ai même vu, dans la dyssenterie putride de 1766, la maladie commencer et finir heureusement avec une fièvre étonnante. J'ai aussi vu la maladie commencer presque sans fièvre, et devenir mortelle. Dans le premier cas, le visage des malades étoit rouge comme le feu; dans le second, il étoit pâle.

Une observation encore beaucoup plus importante, c'est que le pouls n'est pas fréquent, mais très-foible, lorsque tous les autres symptômes sont extrêmement mauvais, et que les malades sont sans aucune force. Dans ce cas-là on peut dire qu'il y a une malignité décidée, ou même que la gangrène n'est pas loin. La fièvre paroît quelquefois ne plus avoir lieu dans les malades dyssentériques à la veille de la mort, parce qu'alors l'inflammation se termine par gangrène. C'est avec raison qu'on a comparé les effets de la dyssenterie avec ceux de l'arsenic : car l'arsenic, de même que la matière de la dyssenterie, cause des envies de vomir, des selles abondantes, et qui semblent corroder les intestins; des anxiétés précordiales, des tranchées horribles, de l'inflammation, la gangrène et la mort, sans qu'on y remarque une fièvre fort sensible. Enfin la fièvre ne met pas fin à la longueur de la maladie : car les plus mauvaises fièvres se prolongent même dans certaines circonstances d'une manière sensible, sur-tout celles dont je parle dans tout cet ouvrage, et que j'appelle *putrides*, comme on les appelle vulgairement chez nous, quoique fort improprement.

Ces observations ne sont sans doute pas goûtées au lit des malades par nos faiseurs de systèmes ; cependant elles sont de la dernière importance, parce qu'on est dans le préjugé que le pouls doit être très-fréquent dans une telle dyssenterie, et que l'on regarde une dyssenterie comme indifférente lorsque la fièvre y est insensible. Cette erreur fut dangereuse pour nombre de sujets dans la dyssenterie de Nimègue, au rapport de Degner. Je ne vois donc pas comment le docteur Akinside de Londres cite la dyssenterie de Nimègue, pour prouver qu'il n'y a pas de fièvre dans la dyssenterie.

Sydenham appeloit la dyssenterie, une fièvre qui se jette sur les intestins. Cette manière de s'exprimer ne me plaît pas en tout, parce qu'elle n'est pas prise de la considération de la chose en elle-même ; cependant c'est en général ce en quoi consiste l'essence des vraies maladies dyssentériques. Je suis même persuadé que l'on doit traiter ces maladies, tantôt comme des fièvres inflammatoires, tantôt comme des fièvres bilieuses ou putrides, tantôt comme une fièvre compliquée d'inflammation et de putridité, tantôt comme une fièvre maligne, et quelquefois enfin comme une fièvre bilieuse, accompagnée seulement de symptômes de malignité. Dans toutes les attaques sérieuses, je considérai la dyssenterie de 1765 comme une fièvre bilieuse ou putride; et je me serois extrêmement abusé si je n'y avois vu que de l'inflammation, et qu'au lieu d'administrer un vomitif et les purgatifs, j'eusse pensé à faire ouvrir la veine; ou si, ayant considéré la maladie comme maligne, j'eusse permis aux malades du vin ou des cordiaux. Il est vrai que quelques-uns de nos médecins firent saigner assez fréquemment, dans le Thurgau, pendant notre dyssenterie, peut-être s'imaginant voir, par hypothèse, un sang disposé à l'inflammation dans tous leurs malades, et par rapport à l'ivrognerie habituelle des habitans de ce district. Il n'est pas impossible que la dyssenterie ait été compliquée d'inflammation et de putridité en plusieurs sujets de cette contrée-là : au moins cela est-il arrivé chez nous à la fin des maladies qui devenoient mortelles; et je pense que cela arrive la plupart du temps dans ces circonstances avant l'issue mortelle de la maladie, s'il n'y a pas d'ailleurs d'autres causes particulières et différentes de cette issue malheureuse. Malgré cela, il faut examiner attentivement si cette complication avoit lieu dès le commencement de la maladie, ou si elle n'a été que la suite de la détermination funeste qui a décidé de la mort du sujet. Il n'est pas impossible qu'elle ait lieu dès l'abord. Je la remarque aussi dans nos pleurésies putrides, et outre cela une inflammation des poumons, qui rend mortel dans ces cas-là l'usage du vomitif, si salutaire d'ailleurs.

Toutes les espèces de pleurésies que l'on peut rapporter aux pleurésies bilieuses ou putrides, et les autres fièvres putrides simples, se terminent souvent, comme la dyssenterie, en une inflammation mortelle, et par la gangrène des parties sur lesquelles s'est jetée la matière putride. Je regarde ici comme une observation des plus importantes pour la pratique de la médecine, de ne pas se méprendre sur les différens périodes d'une maladie, et de ne pas déduire de la fin, sur-tout de l'inspection des cadavres, ce qu'il y avoit à faire au commencement. Les plus grands médecins ne sont pas toujours assez circonspects à cet égard (1).

Différentes causes peuvent produire une fièvre maligne dans une dyssenterie, sur-tout s'il y a plusieurs malades couchés ensemble dans le même lieu, et qu'on ne rafraîchisse par l'air ou qu'on néglige la moindre des choses qu'il faut faire dans ces circonstances : cette fièvre gagnera même ceux qui se portent bien, et sans qu'ils aient la dyssenterie, quoiqu'elle vienne des exhalaisons putrides et renfermées de la dyssenterie. Cette fièvre, en se joignant à la dyssenterie, peut même devenir réellement pestilentielle.

Après la bataille de Dettingue, la dyssenterie se manifesta dans l'armée angloise, et fit ses ravages pendant tout juillet et une partie d'août. L'hôpital militaire étoit dans le village de Fechenhein, à une lieue environ de l'armée. Pendant que l'armée campoit près de Hanau, on apporta du camp dans cet hôpital environ cinq cents blessés, dont la plupart étoient dyssentériques. L'air en fut si corrompu, que tous les autres

____

(1) On peut même faire ce reproche au célèbre Morgagni, en nombre de cas.

malades en furent attaqués, et même les
pharmaciens, les gardes-malades, les
autres domestiques et enfin presque tout
le village. A cette maladie se joignit la
fièvre des hôpitaux, compagne redoutable et inséparable d'un air corrompu
par les exhalaisons de matières animales
putrescentes. Ces deux maladies causèrent une grande mortalité pendant le
mois de juillet et une partie d'août, au
lieu que les autres malades dyssentériques, qui ne furent point transportés
dans cet hôpital, ne se sentirent pas de
cette fièvre maligne, et se guérirent heureusement, quoique privés de bien des
soulagemens qu'avoient ceux qui étoient
dans l'hôpital. Lorsque l'armée angloise
passa dans les Pays-Bas en 1743, elle
laissa trois mille malades en Allemagne:
une partie dans le village de Fechenhein, près de Hanau, et le reste à Ost-
hofen et à Bechthein, deux villages du
voisinage de Worms. La fièvre maligne et la dyssenterie devinrent plus
mauvaises de jour en jour à Fechenhein. Quelle qu'y fût la dyssenterie, bénigne ou maligne, la fièvre s'y joignit
toujours dans l'hôpital. Les pétéchies,
les pustules, les parotides, la gangrène,
la contagion et la grande mortalité,

manifestèrent sa nature maligne et pestilentielle. Elle étoit même encore plus dangereuse que la peste, parce qu'on avoit toujours à craindre le retour; ce qui étoit infaillible, si l'on restoit dans l'atmosphère des malades. De quatorze aides qu'on employa pour les malades, il en périt cinq; et les autres furent malades, et en danger, excepté peut-être deux. Il mourut presque la moitié des malades de l'hôpital, et presque tous les habitans du village furent enlevés par la fièvre et la dyssenterie. D'après ces observations, je conclus donc avec le docteur Pringle, qui nous les a données, qu'il se complique avec la dyssenterie des fièvres de différentes espèces, et que ces fièvres sont quelquefois d'un caractère extrêmement malin et dangereux.

C'est avec raison qu'on distingue une dyssenterie bénigne d'une maligne; mais cette distinction donne lieu à bien des méprises : car on prend souvent pour maligne une maladie qui ne l'est pas; quelquefois aussi la malignité détruit et ravage tout, au moment même où l'on ne la soupçonne pas.

On ne peut nier que beaucoup de dyssenteries sont, les unes bénignes, les autres malignes; qu'il n'y en a que quelques-unes qui attaquent çà et là un seul individu, tandis qu'un très-grand nombre de ces maladies se répandent par toute une contrée, comme par un souffle pestilentiel. L'île de Java, dans les Indes orientales, est sujette à une espèce de dyssenterie d'une nature très-bénigne. Son commencement et ses progrès sont fort lents; les selles ne sont pas abondantes; les douleurs de ventre sont peu de chose, et les malades n'éprouvent que peu de foiblesse. Un frisson léger, souvent même insensible, et qui ne reparoît pas aisément dans le cours de la maladie sans quelque faute de conduite, enlève ordinairement la maladie. Les selles viennent délayées, sans être abondantes; de sorte que les malades peuvent vaquer à leurs affaires, et ne demandent que rarement le médecin avant la troisième ou la quatrième semaine. Peu à peu les selles deviennent plus copieuses, sans être précédées de douleurs de ventre, ou au moins que très-peu. A ces symptômes il se joint quelquefois un ténesme. Les selles sont plus aqueuses que fermes, tantôt non sanguines, tantôt avec quelques traits sanguins; cependant elles paroissent aussi quelquefois dures, et marquées autour d'un

peu de sang et de mucosité. Au premier
période de cette dyssenterie indienne,
l'appétit est deux ou trois fois plus grand
qu'en santé ; il diminue insensiblement,
et cesse enfin totalement. Les forces ne
demeurent pas toujours les mêmes, mais
elles s'abattent par degré pendant les
progrès de la maladie. Telle est pendant
deux, trois et douze mois, la marche de
cette dyssenterie, observée depuis 1742
jusqu'en 1748, et bien décrite par M. Laurich, médecin allemand. Le plus souvent elle se change en une autre maladie,
et rarement elle est mortelle.

Nous avons aussi dans notre voisinage l'exemple d'une dyssenterie extrêmement bénigne , pareille à celle dont
sont attaqués la plupart des étrangers
qui viennent à Paris. J'ai eu cette dyssenterie, semblable à celle de Java, pendant mon séjour à Paris ; mais elle ne
tient pas les malades au lit, se passe en
peu de jours, et ne mérite pas le nom
de dyssenterie (1). Nous voyons dans la

____

(1) C'est une diarrhée qui dure quelquefois assez de
temps, et devient fort douloureuse. A mon retour à
Paris j'en fus pris, et j'en souffris beaucoup pendant
près de trois semaines. Si on la néglige, elle dégénère
en vraie dyssenterie. Cela vient du principe séléniteux
des eaux. Il faut y remédier en mettant toujours un
peu de vin dans l'eau.

Suisse, comme ailleurs, de ces dyssenteries bénignes dans des cantons particuliers.

On appelle sur-tout maligne la dyssenterie dont les symptômes sont d'abord beaucoup plus significatifs qu'ils ne le paroissent, ou lorsqu'il paroît tout-à-coup des symptômes extraordinaires, ou lorsque tous les moyens curatifs les mieux réfléchis sont sans aucun effet, et que nombre de malades périssent sans la moindre faute du médecin, du malade ou des assistans ; ou, comme le dit Thucydide de la peste d'Athènes, lorsque l'on meurt avec ou sans le secours des médecins.

Malgré cela, très-souvent ces espèces de dyssenteries ne sont pas assez distinctement différenciées au lit des malades, tant par rapport à leur complication fréquente, que par rapport à leur nature capricieuse et incertaine. Il y a dans les dyssenteries les plus cruelles, nombre de sujets très-légèrement attaqués et très-faciles à guérir ; de même que dans les dyssenteries malignes et épidémiques, il y a plusieurs sujets, dans la même contrée et dans le même lieu, attaqués sans malignité. Le caractère de malignité est même fort différent.

En 1746, il régna dans Zurich et dans le canton une dyssenterie d'une malignité assez légère ; et la même année il régna en Saxe une dyssenterie si maligne, qu'en très-peu de temps, et dans un petit circuit, il mourut cent personnes, la plupart le troisième ou le quatrième jour, et jamais après le quatorzième. Il peut arriver aussi qu'il paroisse dans une dyssenterie modérée, des symptômes de malignité. Cette dyssenterie peut même devenir dangereuse de différentes manières. Les espèces bénignes de dyssenteries deviennent contagieuses, malignes et dangereuses, lorsqu'il se trouve plusieurs malades dans un même petit endroit, ou bien lorsqu'il se trouve dans quelques sujets des causes externes ou internes de malignité. Non-seulement il peut se joindre une fièvre putride à une dyssenterie des plus légères ; cette fièvre peut encore finir par la gangrène de plusieurs parties du corps, lors même que les intestins en sont exempts. La plupart des dyssenteries sont promptement suivies de gangrène aux intestins, lorsqu'on ne les traite pas comme il faut dès le commencement, ou qu'il se trouve près des malades des gens qui rendent les meilleurs traitemens inutiles. Au

contraire elles prennent un cours tout
opposé, et finissent le plus heureusement, ou paroissent très-bénignes, lorsqu'on suit un traitement bien réfléchi.
Du reste, comme le dit l'habile docteur
Pringle, la dyssenterie, une fois enra-
cinée, devient si opiniâtre et si dangereuse, qu'on ne peut plus l'appeler bénigne. Je ferai voir ci-après comme on
abuse du mot de *malignité*.

La dyssenterie n'est donc souvent plus
ou moins maligne ou en général dangereuse, que selon la différence de certaines circonstances. Elle se manifeste
dès le printemps dans les armées, aussitôt que les troupes sont en campagne ;
mais les attaques ne sont jamais si mauvaises ni si nombreuses que vers la fin
de l'été, ou au commencement de l'automne. C'est alors qu'elle devient épidémique et contagieuse, régnant environ six ou huit semaines ; après quoi
elle cesse. Elle est cependant plus mauvaise en toutes circonstances, lorsque
les troupes sont exposées à l'humidité
pendant un temps chaud. On a aussi remarqué que la dyssenterie est toujours
plus maligne à proportion qu'elle commence plutôt, et qu'il n'y a presque
aucun risque lorsqu'elle commence en

août ou en septembre. Du reste je ne vois pas que la dyssenterie des camps soit en elle-même plus maligne que celle des villes; quoique, dans les armées et dans les hôpitaux militaires, elle devienne extrêmement maligne et contagieuse par certaines circonstances particulières; ce qui a pareillement lieu dans les villes, par les raisons mentionnées ci-devant.

Il y a par-tout des dyssenteries dont on peut reconnoître le caractère de malignité. Il se manifeste une dyssenterie maligne toutes les fois que la corruption des humeurs, dont il peut résulter une fièvre putride, se joint aux causes capables de produire une dyssenterie. Quelquefois ce concours arrive par des causes particulières à peu d'individus. Alors il paroît une dyssenterie maligne individuelle; c'est ainsi que l'on voit, dans les fièvres malignes épidémiques, un sujet attaqué çà et là de dyssenterie maligne. Les sujets dont les humeurs sont corrompues d'avance, sont aussi attaqués de dyssenteries malignes dans les épidémies dyssentériques bénignes; ou bien il paroît dans les espèces ordinaires de dyssenteries, des symptômes de malignité dans les malades, par rapport à différentes causes particulières. Les dyssenteries bilieuses ordinaires peuvent également devenir malignes, par plusieurs récidives de mouvemens violens de colère, ou par un mauvais traitement, mais sur-tout par l'usage de l'eau-de-vie ou de médicamens astringens.

Tissot vit un malade pris d'une fièvre violente de cinq heures, après avoir bu une bonne dose d'eau-de-vie : les selles s'arrêtèrent entièrement. Après cet accès de fièvre, le malade perdit toutes ses forces. La dyssenterie reparut avec une puanteur insoutenable. Chaque selle étoit suivie d'une défaillance ; le pouls étoit foible et irrégulier. Le malade avoit une mine cadavéreuse. Il fondit bientôt en une sueur visqueuse, et mourut quarante-huit heures après la prise de l'eau-de-vie. J'ai fait dans cet ouvrage mention d'une dyssenterie qui étoit peut-être de même nature que celle-ci ; et je l'ai guérie sans beaucoup de peine.

Mais quand le concours des fièvres malignes en général, et des dyssenteries malignes en particulier, vient des causes générales qui produisent une épidémie, alors il en résulte une vraie épidémie dyssentérique maligne, c'est-à-dire, que nombre de gens sont attaqués en peu de temps, ou les uns après les autres, de la dyssenterie maligne. Une épidémie de cette nature est la plus dangereuse après la peste, et on l'a vue réunie avec la peste. Souvent cette redoutable maladie est venue d'un brouillard infect, d'une chaleur extraordinaire, de famine, d'un endroit marécageux.

Bontius vit cette dyssenterie maligne régner à Batavia, en 1724 et 1728, pendant les siéges qu'on y eut à soutenir de la part des habitans de Java. On l'a vue différentes fois en Europe, sur-tout en France, en Angleterre, en Allemagne et en Suisse. On a vu un corps de cavalarie de six cents hommes, sous les ordres du marquis de Lassingen, attaqué de cette cruelle maladie, pour être resté long-temps dans un endroit marécageux. Il s'étoit en même temps manifesté une gangrène aux os; de sorte qu'il périt cinq cent quarante cavaliers, et beaucoup de chevaux. Sans toutes ces causes, l'altération, même insensible, de l'air, peut donner lieu à une telle épidémie; et l'on n'en sent que trop alors la maligne influence.

Les observations que je viens de faire sur les différens caractères de cette maladie, prouvent donc qu'il se voit des dyssenteries bénignes, et d'autres absolument malignes; mais aussi qu'on ne doit pas du premier abord regarder comme bénigne une dyssenterie, parce que les symptômes n'en sont pas mauvais au premier instant, d'autant plus que dans les mêmes cas, et en supposant quelques circonstances particulières, tout peut devenir très-mauvais; qu'ainsi l'on ne doit rien statuer auprès du lit d'un malade, lorsque la nature ne détermine rien d'une manière directe.

On peut faire l'application de ces réflexions au caractère contagieux de la dyssenterie. La même dyssenterie est contagieuse ou non, selon les circonstances particulières.

La dyssenterie peut prendre un caractère réellement pestilentiel, et par conséquent d'autant plus contagieux, sans être en soi-même d'une nature maligne; cela arrive dans les hôpitaux mal-propres et trop remplis. Voilà pourquoi cette maladie est en général si funeste et si fréquente dans les armées et dans les camps. Les ravages de la dyssenterie vont toujours en augmentant dans les armées; il en est souvent de même parmi les gens de la campagne et dans les villes,

si l'on ne prend les précautions nécessaires pour se garantir de la contagion,
qui est toujours la conséquence des exhalaisons putrides des selles, lorsqu'il
s'y voit beaucoup de malades en même
temps. Quelque bénigne que paroisse
une dyssenterie, les excrémens de la plupart des malades qui sont dans le cas de
mort, laissent exhaler une vapeur cadavéreuse, et deviennent par-là fort contagieux. J'ai remarqué cette puanteur
infecte à un si haut degré chez une femme de quatre-vingt-un an, lors de l'épidémie de 1766, qu'il ne fut pas possible
de la dissiper en tenant les fenêtres et la
porte ouvertes, et en faisant une fumiga-
tion continuelle avec du vinaigre. Deux
gardes-malades en furent attaquées.

Comme la dyssenterie, qui se termine
par la mort, peut en quelque manière
être toujours contagieuse par cette circonstance, sans que cependant la contagion s'ensuive, il suit de-là, que la qualité
contagieuse est une propriété résultante
d'une dyssenterie qui a déjà régné quelque temps parmi un peuple, qui a attaqué beaucoup de monde en même
temps, et qui est devenue mortelle pour
beaucoup de malades. On sentira cela
d'autant plus aisément, si l'on considère

combien la crainte contribue à faire naî-
tre et à répandre la contagion. Dans l'é-
pidémie dyssentérique qui se manifesta
à Zurich même, en 1746, plusieurs habitans d'une même maison en furent attaqués en peu de jours, dès qu'un seul
en étoit par hasard attaqué. C'est sans
doute à la crainte, qu'on doit rapporter
la propagation du mal. Voilà aussi pourquoi tous ces dyssentériques furent vivement attaqués ; il en mourut plusieurs
dans nombre de maisons. Si l'on remplit
trop les hôpitaux de malades dyssentériques, quelques - uns de ceux qui soi-
gnent les malades y sont d'abord pris
d'une dyssenterie simple, ou de la fièvre
des hôpitaux qui finit par des selles sanguines et gangréneuses. Il est peu de
fièvres malignes qui n'attaquent les gardes-malades, lorsqu'on ne veille pas à la
salubrité de l'air, et sur-tout à faire enle-
ver aussitôt les selles putrides des malades. Dans les armées la dyssenterie
continue ses ravages, si l'on s'arrête dans
le même lieu ; au lieu qu'il suffit quelquefois de changer de campement pour
la faire cesser peu à peu. Il n'y a donc
rien de si avantageux pour une armée
que de décamper souvent, et de se tenir
écarté des fosses où le soldat se soulage,

du fumier, et de toutes les impuretés du camp.

De toutes ces observations, tant d'autres médecins que de ma pratique, je conclus que le caractère contagieux de la dyssenterie est très-souvent accidentel ; mais que très-souvent aussi la dyssenterie prend ce caractère avant son issue mortelle ; et qu'en général la contagion doit nécessairement se propager, pour peu qu'on manque à user des moyens de précautions convenables. Mais je ne puis être de l'avis de Degner, qui pense que le caractère contagieux est la principale occasion de la maladie dans tous les malades.

CHAPITRE III.

Des différentes espèces de Dyssenteries, et de leurs symptômes.

Après toutes ces réflexions sur les différens genres de dyssenteries, je passe aux différentes espèces. Les espèces, comme les genres, rentrent souvent les unes dans les autres. Il est possible qu'une inflammation se joigne imper-

ceptiblement ou visiblement à une dyssenterie accompagnée d'une fièvre putride, ou que la fièvre putride dégénère
entièrement en une fièvre maligne ; et
une dyssenterie peut devenir très-longue, lorsqu'elle est compliquée avec
une inflammation, avec une fièvre putride, ou avec une fièvre maligne qui n'est
pas d'un trop mauvais caractère. Cependant cela n'empêche pas qu'on divise la
dyssenterie en ses différentes espèces,
lorsqu'elle se manifeste sous ces différentes formes ; et l'on doit la différencier
selon ces différentes formes, parce que
le traitement doit aussi être à proportion
différent. Mais c'est ici que les yeux les
plus clairvoyans aperçoivent des difficultés extrêmes dans la pratique de l'art,
vu que les objets de cet art sont si importans pour les maladies, si susceptibles
de plus ou moins d'extension, et souvent
si inconstans dans leurs espèces.

Les médecins ont de tout temps pris
trop de liberté dans les divisions des
espèces de dyssenteries : ils ont commis
la faute qu'Hyppocrate reprochoit aux
médecins de Cnide, et que Sauvage a
commise dans toute sa Nosologie, en dé-
crivant comme autant d'espèces particulières, des histoires seulement variées

des mêmes maladies. Degner est, selon
moi, celui qui a le mieux écrit sur la
dyssenterie : je le regarde comme un
très-bon observateur, et comme un médecin digne de considération ; mais ce
n'étoit pas un homme de génie. En effet,
il ne paroît pas avoir eu au plus haut
degré la capacité de démêler les phénomènes, d'analyser les idées compo-
sées et de ranger à sa place naturelle ce
qui est de soi-même déterminé. D'un
côté, il n'a pas convenablement distin-
gué nos dyssenteries putrides, ou bilieuses (comme on les appelle), des différentes espèces de dyssenteries malignes,
en nous donnant l'histoire de celle de
Nimègue, qui étoit composée des deux
espèces. D'un autre côté, il regarde la
dyssenterie rouge, la blanche, la mu-
queuse comme autant d'espèces différentes de la dyssenterie bilieuse. Quelques médecins parlent aujourd'hui d'une
dyssenterie grise, d'une dyssenterie sèche que je connois très-bien, mais qui
ne fait pas une espèce particulière, et
dans laquelle on conseille avec raison
tout ce qui peut humecter et délayer ;
d'une dyssenterie acide, rare, à la vérité, et qui attaque plus particulièrement
les corps foibles. Mais il y a aussi peu

une espèce particulière de dyssenterie rouge ou blanche, que grise, jaune et noire. Le sang qui paroît avec les selles est un symptôme commun, mais non inséparable : car on aperçoit chez nombre de malades tous les autres signes diagnostiques, sans celui-là, au moins au commencement ; et nombre d'autres rendent du sang avec leurs selles par différentes causes sans avoir la dyssenterie.

Ainsi, quoique la dyssenterie soit souvent accompagnée de cette excrétion de sang, elle ne doit pas avoir pour cela le nom particulier de dyssenterie rouge, parce que cette excrétion sanguine n'est pas un signe essentiel et inséparable d'une espèce particulière. On peut donc avoir la dyssenterie, sans qu'il paroisse du sang dans les selles ; et la dyssenterie peut être extrêmement dangereuse, sans la moindre apparence de sang dans les selles. Les selles, dans cette maladie, ne sont souvent que blanches ; mais j'ai rarement vu cette blancheur persister pendant toute la maladie. J'ai aussi remarqué que dans une vraie dyssenterie, jamais il ne paroît avec ces selles blanches aucun symptôme qui pût faire distinguer la maladie d'une dyssenterie

accompagnée de fièvre putride. On ré-
gardoit autrefois cette prétendue dyssenterie blanche comme beaucoup plus
dangereuse que la prétendue dyssenterie rouge, parce que l'on attribuoit à
cette blancheur des selles certaine malignité, et qu'on regardoit les excrémens
plutôt comme purulens que comme mu-
queux et séreux. Mais j'ai fait voir dans
le troisième chapitre de cet ouvrage,
que ces selles purulentes ne sont souvent qu'une pure idée; et l'on verra ci-
après que l'apparence de danger vient,
dans cette maladie, de différens autres
signes.

On se refusa aussi à regarder comme
dyssenteries, les dyssenteries les plus
graves et les plus effrayantes, parce
qu'elles n'étoient ni blanches, ni rouges.
En effet les médecins de Breslaw ont
mis en doute, si l'on devoit regarder
comme de vraies dyssenteries les cours
de ventre qu'ils appellent *douloureux et
non sanguins*, et que Willis et la Monière ont décrits. Ce doute des médecins
de Breslaw me paroît quelque chose de
pitoyable. Morgagni, cet aigle en médecine, nous dit que, de quelque manière
qu'il paroisse une sérosité blanchâtre
dans un cours de ventre, ou simple-

ment une humeur glaireuse, les médecins, d'après Willis et Sydenham, ont
appelé ce cours de ventre une vraie dyssenterie, lorsque les selles étoient abondantes, très-douloureuses, quoique sans
aucune teinte de sang. Cette opinion,
embrassée par Morgagni, se trouve d'autant plus appuyée, que la dyssenterie
dont il s'agit, et que Willis remarqua à
Londres en 1670, abattoit en douze heures les malades, au point qu'ils paroissoient moribonds, et périssoient réellement pour peu qu'on manquât de laisser
de côté tous les évacuans, et de recourir
promptement aux remèdes fortifians.
Cependant on ne remarqua ni sang, ni
pus dans les selles des malades ; les intestins étoient même sains dans les cadavres que l'on ouvrit après la mort des
sujets péris de cette dyssenterie, qui devenoit mortelle le treizième jour. Mais
un principe encore plus décisif contre
les médecins de Breslaw, c'est que ces
dyssenteries, que la Monière et Willis
ont décrites, étoient manifestement des
espèces de dyssenteries malignes. Je dis
donc, pour résumer et pour conclure,
que la dyssenterie ne doit pas être dis-
tinguée en ses espèces par la différence
des matières excrémenteuses, mais par

celle de la fièvre dont elle est accompagnée.

De grands médecins ont aussi fait voir qu'il y a différentes dyssenteries qui ne doivent pas entrer dans le plan d'un traité de dyssenterie. Telles sont celles qui sont autant de symptômes de maladies toutes différentes. Par exemple, une inflammation du ventricule ou des intestins peut être suivie de suppuration ou d'abcès cancéreux, dont la conséquence est une dyssenterie de cette nature. Un abcès interne dans le foie rend un pus délayé, mêlé de sang et de bile, lequel écoulement se fait du canal cholédoque dans les intestins. Un abcès au pancréas fait couler dans les intestins, par le canal pancréatique, une matière purulente, sanguine. On a aussi observé que, lorsque le mésentère s'est abcédé après une inflammation, il en passe du pus dans les intestins, avec lesquels le mésentère communique par les vaisseaux sanguins, ou cela arrive par une métastase, ce qui cause une dyssenterie des plus dangereuses. Le flux hémorrhoïdal douloureux est souvent pris par des ignorans pour une dyssenterie, par la ressemblance qu'il y a entre l'un et l'autre. Toute humeur acrimonieuse et mordicante, soit qu'on l'ait introduite par déglutition, soit qu'elle résulte d'une dépravation interne des humeurs naturelles, et qu'elle se soit jetée sur les intestins, cause une espèce de dyssenterie. On voit des dyssenteries sanguines, comme des hémorrhagies après l'amputation des membres. Quelquefois la dyssenterie est un symptôme de fièvre intermittente. Il y a des fièvres pétéchiales dont une vraie dyssenterie est un symptôme au commencement de la maladie. Les fièvres putrides et malignes se terminent souvent par la dyssenterie, ou se joignent à la dyssenterie symptomatiquement; mais, lorsqu'il se joint une fièvre maligne à une vraie dyssenterie, c'est un cas tout différent, et qui détermine une espèce particulière de dyssenterie. Dans les hôpitaux militaires les dyssenteries se compliquent aussi avec d'autres maladies, sur-tout avec des toux, des péripneumonies, lorsque le temps commence à se refroidir. La dyssenterie est un symptôme des plus dangereux dans le scorbut.

Mais il faut bien distinguer ces dyssenteries symptomatiques des dyssenteries qui ne dépendent pas d'autres maladies : or, c'est de ces dernières dyssenteries que nous parlons ici. J'en examinerai quatre espèces, quoiqu'il y en ait peut-être davantage. Les autres espèces arrivent assez rarement. La *première espèce ordinaire* est celle qu'accompagne une fièvre inflammatoire ; la *seconde*, celle qu'accompagne une fièvre bilieuse ou putride : c'est la plus commune ; la *troisième*, celle qu'accompagne une fièvre maligne ; la *quatrième*, si l'on veut, celle qui tire en longueur.

La dyssenterie se manifeste quelquefois par une fièvre inflammatoire, un pouls dur et plein, un très-grand mal de tête et un resserrement de ventre. Akinside, médecin anglois, paroît ne pas reconnoître cette espèce de dyssenterie accompagnée d'une fièvre inflammatoire : car il dit qu'une inflammation obstrue les intestins, et ne cause pas de cours de ventre ; et il ajoute qu'il n'arrive d'abcès dans la dyssenterie que ceux qui sont les suites et non les causes du mal. Là-dessus, il se croit en droit de blâmer Boerrhaave, pour n'avoir pas assez vu le lit des malades, et avoir exposé de sa chaire à ses disciples les causes des choses avec trop de confiance. Akinside a raison de dire que les abcès des intestins ne sont, dans la dyssenterie, qu'une suite du mal, parce que, s'ils en étoient la cause, la dyssenterie devroit être rapportée aux espèces symptomatiques. Akinside auroit encore eu raison de dire qu'une inflammation ordinaire de quelque partie des intestins ne produit pas de dyssenterie; mais en niant, comme il le fait, qu'il ne peut résulter de dyssenterie inflammatoire d'un sang disposé à l'inflammation, lequel produit dans les intestins tout le même effet qui arrive à l'albuginée dans une inflammation de l'œil, il nie par-là une chose démontrée, quoique rare à Londres, et il raisonne directement comme si l'on disoit : *ce malade crache du sang; donc il n'a pas d'inflammation de poitrine.*

Akinside a encore moins de raisons de reprocher à Boerrhaave la faute qu'il a lui-même commise : car on voit réellement au lit des malades des dyssenteries de l'espèce inflammatoire, qu'Akinside n'a certainement pas vues de sa chaire. Or il n'y a certainement pas de constipation dans ces dyssenteries, puisque les selles y sont quelquefois extraordinairement fréquentes, mais très-peu abondantes. Cette espèce de dyssenterie se manifesta en Lorraine, dans le village de Viterne, au mois de septembre 1754. Les malades commençoient par rendre beaucoup de vents, sentoient la plus vive douleur à l'estomac et dans les intestins ; à cela survenoit une fièvre, et bientôt des selles très-fréquentes avec des épreintes, une soif inextinguible, et une telle inflammation depuis le gosier jusqu'à l'anus, que les malades s'imaginoient brûler intérieurement ; la langue étoit enflammée, et noire à son origine. Si les malades venoient à vomir dans cet état, ils mouroient incontinent. En dix jours il mourut quinze personnes de cette maladie, que nous a détaillée M. Marquet, doyen des médecins de Nancy. On vit même plusieurs personnes se promener dans les rues vers les cinq heures du soir, être prises à l'instant de la maladie, et mourir le même jour vers les dix heures.

Je ne parlerai pas ici de l'espèce de dyssenterie accompagnée d'une fièvre putride, parce que j'en ai assez dit au second chapitre de la première partie, pour la faire connoître ; et que d'ailleurs les observations que j'ai rapportées, de l'année 1766, dans différens endroits de cette seconde partie, remplissent suffisamment ce vide et mon but.

On ne peut pas dire que la dyssenterie que l'on appelle ordinairement maligne, soit réellement une espèce particulière de dyssenterie, parce qu'il paroît
tout-à-coup des symptômes très-dangereux, ou parce que les moyens curatifs
les mieux réfléchis et les mieux choisis
n'ont pas de succès, ou parce que les
malades meurent promptement, et en
grand nombre, ou parce qu'ils meurent
avec ou sans le secours d'un médecin.
Une dyssenterie de cette nature peut être
également d'une espèce inflammatoire,
qui est très-violente, très-dangereuse et
très-redoutable. Cependant, à parler
strictement, on ne devroit pas l'appeler
maligne, parce que le mot de malignité
renferme une tout autre idée. Un médecin philosophe ne se forme l'idée de
malignité dans la dyssenterie, que lorsque, outre toutes les causes de dyssenterie communes à tous les temps et à
tous les lieux, il y a encore d'autres
causes particulières qui corrompent rapidement les humeurs : c'est-là ce qui
donne à une dyssenterie le caractère propre de malignité, et qui constitue l'espèce de dyssenterie maligne dont il va
être question.

La dyssenterie maligne est donc celle

à laquelle il se joint une fièvre maligne, soit par des causes externes, soit par un amas de matières putrides internes. Ainsi les signes caractéristiques de cette espèce de dyssenterie, sont ceux qui se joignent, à différens degrés, aux symptômes ordinaires de la dyssenterie, et forment, par leur coïncidence, les symptômes les plus redoutables d'une fièvre maligne.

Les symptômes les plus graves d'une dyssenterie maligne sont (outre le frisson fiévreux, qui reparoît souvent dans le cours de la maladie, mais n'a pas toujours lieu) une prostration extrême et subite, et un serrement considérable vers le creux de l'estomac. Ce serrement dure jusqu'à la fin de la maladie, lorsqu'elle est mortelle, ou jusqu'à ce qu'il paroisse un mieux sensible, quand le malade doit en réchapper ; il ne laisse aucun sommeil avantageux au malade, quoique celui-ci fasse d'ailleurs paroître assez d'insensibilité pour tout, et même pour sa maladie. La plupart du temps le malade a la tête appesantie, et y sent de la douleur, qui quelquefois devient si considérable, que le crâne semble s'ouvrir. Souvent le malade est, dès l'abord, dans un délire tranquille, qui se manifeste particulièrement par un regard extraordinaire et comme extatique; de sorte que le malade semble enfoncé dans les plus sérieuses réflexions, tandis qu'il ne pense à rien; et quelquefois ce délire est assez vif.

La voix se change le plus souvent et s'affoiblit; on remarque de même, dès l'abord, une difficulté d'avaler, ce qui est un très-mauvais signe. Assez ordinairement les malades vomissent des vers (1), ou en rendent dans leurs selles, ou ces vers viennent d'eux-mêmes dans la bouche, et même jusques dans les narines, de sorte qu'on peut les en tirer avec le doigt. Cependant il faut bien se garder de prendre les vers pour un signe de dyssenterie maligne, parce qu'on en voit aussi beaucoup dans les épidémies dyssentériques bilieuses.

Souvent les malades vomissent beaucoup de matière verte, sans aucun soulagement, quelquefois du sang, ce qui

---

(1) Ceci arrive dans tous les cas où l'acrimonie extrême des humeurs putrides les tue, ou les chasse du corps dans lequel ils n'ont plus leur pâture accoutumée. Les vers du corps humain vivant ne survivent pas à la mort du sujet. J'en ai vu dans sept cadavres, mais ils étoient morts, excepté quelques ascarides. Ceux-ci survivent-ils? Je ne le crois pas.

est très-mauvais. Les douleurs intestinales ne sont pas toujours en raison directe du danger : il y a des malades qui
n'en éprouvent même point. Dans quelques-uns ces douleurs sont assez vives ;
dans quelques autres très-cruelles. Tantôt l'abdomen est mollet, tantôt tendu.
Les selles sont quelquefois très-fréquentes, ce qui est si mauvais, que les malades semblent près de mourir au bout
de douze heures, ou meurent réellement ; quelquefois aussi les malades ne
font aucune selle : ils n'ont qu'un ténesme cruel, et meurent en trois jours
lorsqu'on ne peut pas rendre les selles
plus liquides. Les matières excrémenteuses sont très-variables, tantôt toutes
muqueuses, tantôt d'un brun noirâtre, ci-
tronnées, ou vertes ; tantôt ce n'est que de
l'eau pure, et les selles sont très-fréquentes ; tantôt c'est une eau comme teinte
de sang, et alors on voit le malade
s'affoiblir d'heure en heure, se troubler,
peu souffrir, et mourir en trois jours :
quelquefois aussi les selles sont d'un
rouge mêlé d'une teinte grisâtre ; souvent elles sont toutes noires, et plus ordinairement glaireuses, mêlées d'une
matière semblable à du chocolat, à du
sang, et excessivement fétides. Les selles

fréquentes , avec un pouls profond et un trouble qui s'augmente de plus en plus, sont un signe très-funeste : au contraire, c'est un bon signe que de rendre des selles bilieuses, suivies de sueurs. Dans les légères attaques, la sueur fait souvent cesser subitement le cours de ventre et les autres symptômes, au lieu qu'il n'y a que du danger si cette sueur ne paroît pas. Les ardeurs d'urine, ou la strangurie, y sont plus fréquentes que dans la dyssenterie bilieuse ordinaire. Ces symptômes se font remarquer en général dans les fièvres malignes, dès le commencement : ils sont d'un plus mauvais pronostic dans les dyssenteries malignes. L'urine s'arrête aussi quelquefois entièrement. Tantôt l'urine est toute brune, ce qui est un signe mortel ; tantôt elle est claire comme de l'eau, ou laiteuse : la puanteur de l'urine est à peu près comme celle des selles. On remarque aussi la même puanteur à l'haleine, aux crachats, et même aux sueurs. Les malades ont un dégoût insurmontable pour tout manger quelconque ; avec la plus grande soif, ils ont une répugnance pour toutes les boissons qui ne sont pas cordiales.

Tantôt la peau est extraordinairement

sèche, et tombe en lambeaux par desquamation, ou elle est toujours froide
et gluante. On a remarqué en France,
dans une épidémie, que les malades gué-
rissoient lorsqu'il se faisoit une éruption
de vésicules aqueuses sur toute la surface du corps. On vit en Suisse le même
heureux événement, lorsqu'il paroissoit une éruption miliaire le septième
jour, et qu'il survenoit en même temps
çà et là sur la peau, des tumeurs et un
érysipèle. Dans d'autres épidémies, l'on
a vu paroître des pétéchies et de grosses vésicules peu de temps avant que la
mort arrivât. Très-souvent les pétéchies
paroissent les quatrième, cinquième,
sixième ou septième jours; néanmoins
cela n'arrive pas constamment dans cette
dyssenterie : elles paroissent sur-tout à
la poitrine, au dos, aux bras, aux jambes,
et très-rarement ou presque jamais au
visage. Ces éruptions ne sont pas du genre des signes mortels; mais, conjoin-
tement avec les autres symptômes, elles
augmentent le danger, et plus elles sont
ternes, plus elles sont mauvaises. Je les
ai vues, dans un cas mortel, brunes et
même bleuâtres, en très-grand nombre
sur tout le corps. On a aussi vu paroître
des taches et des vésicules au cou, sous

les aisselles, au dos, aux lombes, aux aines ; et ces éruptions étoient gorgées d'un pus verdâtre et manifestement d'une nature pestilentielle.

Le seul caractère du pouls est d'être petit, et rarement la respiration n'est pas pénible dès le commencement. Le hoquet, la difficulté d'avaler qui s'augmente, la tension ou le météorisme du ventre, la langue sèche et noirâtre, les défaillances, quelquefois des taches gangréneuses à différentes parties du corps, et sur-tout aux jambes et aux pieds, présagent le plus souvent une mort prochaine et inévitable. Malgré cela, on a vu une gangrène survenue tard et inopinément au pied, céder aux médicamens. L'on a aussi vu des tumeurs simples inflammatoires aux bras, devenir critiques et subitement salutaires. Il en a été de même d'un érysipèle aux jambes, dégénéré en suppuration, quoique la peau fût couverte d'éruption miliaire et de pétéchies.

La diminution du serrement au creux de l'estomac, la mollesse du ventre, le libre cours des urines, la diminution de la foiblesse, et sur-tout un sommeil naturel, donnent lieu d'attendre une cure heureuse avec certaine confiance. Souvent cette cure est un coup de maître ; mais le plus habile y échoue pareillement.

La dyssenterie *lente* ne devient une espèce particulière que dans le cours de la maladie : car, quoiqu'en s'arrêtant à quelques signes, on puisse présumer qu'elle durera long-temps, il n'est pas question ici de savoir si on doit la traiter comme telle ; cette proposition seroit trop ridicule.

Nous appelons *lente* une dyssenterie, quand il s'est passé trois ou quatre semaines depuis l'invasion, sans qu'on ait espérance de voir la maladie cesser : elle dure souvent plusieurs mois, quelquefois des années entières. J'en vois un exemple au moment où j'écris ceci. C'est un vieillard qui a la dyssenterie depuis deux ans, avec les selles ordinaires : il va et vient cependant, et soutient encore un peu de travail. Cet accident est ordinairement occasionné pour avoir entièrement négligé les moyens curatifs convenables au commencement de la maladie, ou pour les avoir quittés trop tôt ; il vient aussi des fautes de régime, de mauvais traitement, et de fréquentes rechutes, quelquefois même de ce que le mauvais état antérieur des intestins a rendu inutiles les meilleurs médicamens.

Le corps est alors très-abattu, l'appétit très-foible, et la digestion se fait si peu, que non-seulement on sent une grande oppression d'estomac après avoir mangé, mais même les alimens sortent par les selles tout cruds, comme dans une vraie lienterie. Le pouls est très-foible et lent ; mais fréquent lorsqu'il y a un abcès caché quelque part, ou une suppuration établie. Les selles ne sont pas, à la vérité, si fréquentes qu'au premier abord de la maladie, ni entièrement si douloureuses, ni accompagnées de tranchées si fréquemment réitérées les unes après les autres. Elles sont en général comme au premier période de la maladie, sans sang ou avec du sang ; quelquefois on y voit encore du sang après des années. Il y paroît un vrai pus, lorsqu'un abcès enfermé dans l'estomac ou dans les intestins vient à crever, ou qu'il y a une érosion ou une exulcération dans les intestins.

Les excrémens sont une matière délayée, acrimonieuse, fétide et cancéreuse, lorsqu'il y a un tel abcès formé dans les intestins. La plupart de ces dyssenteries lentes sont extrêmement opiniâtres, mortelles pour beaucoup de sujets ; elles dégénèrent en une autre maladie, sur-tout en hydropisie, et ne se guérissent jamais sans beaucoup de patience, d'exactitude et de constance de la part du malade.

Après avoir considéré en bref les différentes espèces de dyssenteries, il me paroît au moins aussi nécessaire de réunir ici les symptômes les plus généraux de ces diverses espèces, leurs changemens, leurs variations et leur issue ; ce que je vais faire le plus succinctement que je pourrai : car ce seroit un trop vaste champ à parcourir ; je ne répéterai même pas tout ce que j'ai dit en particulier relativement aux dyssenteries malignes.

Une dyssenterie avec inflammation se manifeste d'abord par une très-forte fièvre, par un pouls très-dur : or, le pouls est le plus souvent petit dans la dyssenterie, et rarement plein, sinon dans le progrès de la maladie. Le malade sent les tranchées les plus vives, et qui s'augmentent encore par le moindre toucher, mais sur-tout par le vomissement ; les selles sont en petite quantité ; la tête est douloureuse, le visage rouge, et quelquefois le ventre météorisé. Tels sont les symptômes qui décèlent cette maladie.

Une dyssenterie avec fièvre putride se décèle par l'amertume que le malade sent

dès l'abord à la bouche, par le vomissement d'une matière bilieuse et quelquefois mêlée de vers, par le frisson qui revient plusieurs fois durant la maladie,
par une fièvre légère en apparence, par
la pâleur assez ordinaire du visage, par
le soulagement qui suit le vomissement,
par la variété des excrémens, et quelquefois par les vers qui s'y voient.

On peut toujours présumer d'avance
qu'une dyssenterie est maligne, lorsqu'il
y a certain nombre de malades pressés
les uns contre les autres dans un même
endroit étroit : elle est produite par nombre d'autres causes internes et externes.
Les signes les plus marqués de cette dyssenterie sont une foiblesse extraordinaire et subite, un grand serrement vers
le creux de l'estomac, une tête lourde,
un air hagard et cadavéreux, un esprit
indifférent pour tout, et extrêmement
abattu, des convulsions légères, mais
fréquentes, une voix très-foible, nombre
de défaillances, quelquefois une éruption miliaire, des pétéchies, des aphtes
dans la bouche, un pouls très-foible, un
grand mal-aise, et autres symptômes
ordinaires aux fièvres malignes.

Une dyssenterie lente se fait assez connoître d'elle-même.

Il est avantageux que le malade vomisse spontanément, dès l'abord, une matière bilieuse, dans la dyssenterie putride ; mais le vomissement est très-mauvais s'il revient souvent dans le cours de la maladie, lorsque le malade a pris quelque chose. Le moindre vomissement est également mauvais au commencement de la maladie, dans une dyssenterie avec inflammation. Le hoquet ne signifie pas grand'chose dans le principe de la maladie, lorsqu'il est occasionné par indigestion, par des vents ou par des vers. Ce hoquet est un signe d'inflammation, et de gangrène imminente au haut période de la maladie, ou lorsque les choses tournent mal. L'appétit est un bon signe ; et le contraire, joint à un dégoût qui s'augmente, est mauvais.

Les selles fréquentes, mais peu abondantes, sont le mal ordinaire ; cependant la maladie est d'autant plus dangereuse, que les selles sont plus fréquentes et moins abondantes, et que le ténesme est plus fréquent dès les premiers jours. Les selles considérables et rares sont de bon augure. Les selles fréquentes et abondantes qui ne diminuent pas la maladie, sont très-mauvaises et une marque d'irritation considérable dans les

intestins. Les selles abondantes à l'état
avancé de la maladie sont mauvaises,
lorsque les alimens sortent en même
temps sans être digérés, ou même sans
que cela arrive. Les traits sanguins dans
les selles marquent une excoriation de
quelques petits vaisseaux du rectum;
mais cela ne dit rien. Il paroît quelquefois dans les selles une grande excrétion
de sang, qui vient du rectum en grande
partie ou des parties inférieures du colon; et ces évacuations sont aussi peu
nuisibles dans d'autres cas. J'ai vu tout
récemment paroître beaucoup de sang
dans les selles, dans des attaques dyssentériques, qui, malgré les selles fréquentes et la fièvre, étoient supportables et presque sans douleur. Plusieurs
observateurs ont de même remarqué
qu'une évacuation, de sang pur, des
plus grandes, par les selles, n'étoit pas
nuisible, mais même qu'elle devenoit
des plus salutaires, tandis que d'autres
malades mouroient en peu de temps
sans rendre de sang. Ceux qui rendirent
beaucoup de sang dans les selles, selon
Degner, furent moins en danger que
ceux qui en rendirent peu, et qui éva-
cuèrent, au lieu de sang, une matière
glaireuse, blanche, écumeuse, gluante,

et seulement teinte de sang. En effet, ces derniers malades se plaignoient de violentes tranchées, alloient fréquemment à la selle, et éprouvoient une plus grande perte de forces.

On regarde un mélange intime de sang et d'excrémens, comme une marque que le sang vient d'un endroit plus haut que le rectum, et l'on craint beaucoup ce signe, par cette raison. En général on peut conclure que le mal est particulièrement dans les intestins grêles, où le danger est toujours plus grand. J'ai vu ce mélange dans des cas dyssentériques des plus dangereux ; mais je l'ai vu aussi dans de légères attaques, et qui se sont dissipées avec peu de peine. Les selles deviennent moins sanguines, c'est-à-dire, moins rouges, à l'approche de la mort : car le sang est alors changé en une sérosité putride. En général le danger n'est jamais, dans les dyssenteries, en raison des pertes de sang par les selles ; ce n'est que dans les dyssenteries malignes, où toutes les pertes de sang sont extrêmement dangereuses.

On se trompe extrêmement, quant aux autres signes que l'on déduit des selles, non en prenant peut-être du pus pour des glaires, mais trop librement les glaires pour du pus. En général, plus la couleur des selles s'éloigne de l'état naturel, plus elle est de mauvais présage. La couleur verte est une marque de bile très-corrompue ; mais la noire est la pire de toutes. Les selles ont toujours une odeur putride, mais cadavéreuse, lorsque la gangrène commence. Cela peut cependant arriver avant la gangrène, mais alors les selles sont très - contagieuses.

Les vers que j'ai aussi observés chez des enfans et des adultes dans l'épidémie de 1766, rendent la dyssenterie plus mauvaise, de même que la fièvre putride qui s'y joint. Les malades ne tardent pas à en rendre, soit par les selles, soit en vomissant. Ils sont la plupart de l'espèce des lombrics : cependant j'ai vu dans les selles une quantité prodigieuse d'ascarides. Pringle nous avertit néanmoins de ne pas regarder en général les vers comme la cause de la maladie (1), mais comme le signe d'un mauvais état antérieur des intestins, ou l'affoiblissement de leur ton, de la diminution des

______

(1) C'est avec raison. Je dirai aussi que les vers ne rendent pas la maladie plus mauvaise, mais qu'ils sortent parce qu'elle est réellement telle.

sécrétions naturelles, de la coagulation et de la dépravation des alimens.

Il paroît quelquefois précipitamment des aphtes dans la bouche et sur la langue; ce qui est fort dangereux, aussi-bien que la difficulté d'avaler. Les tranchées sont d'autant plus dangereuses, qu'elles sont plus vives, et qu'elles durent plus de temps après les évacuations. Une ardeur dans le bas-ventre, ou en urinant, et même la strangurie, sont, dans la dyssenterie bilieuse, une marque de la seule irritation de la bile, et il n'y a rien à en craindre. Dans les dyssenteries malignes, au contraire, on doit les ranger parmi les signes dangereux.

On observe, en différentes espèces de dyssenteries, une gêne douloureuse à la poitrine et au creux de l'estomac; ce qui est toujours très-dangereux. Les symptômes hystériques doivent être considérés comme tels : ainsi l'on ne doit pas les déduire immédiatement de la maladie; cependant tous ces symptômes sont dangereux dans une dyssenterie maligne. Les convulsions réelles sont mortelles dans une dyssenterie ordinaire, après l'usage des médicamens astringens. Les mouvemens spasmodiques marquent toujours du danger chez les enfans dans toute dyssenterie, parce que c'est une preuve de vive irritation dans les intestins, et quelquefois ils sont subitement suivis de la mort. Les éruptions miliaires, vésiculaires, les pétéchies sont en général fort dangereuses. Quoiqu'il ne faille pas les ranger parmi les signes directement mortels, le danger en devient cependant extrêmement plus grand.

En général la maladie devient fort dangereuse, lorsque, par négligence ou par une mauvaise manœuvre, la dyssenterie persévère jusqu'à ce que les forces soient épuisées, que les intestins aient perdu leur ton naturel, et que le velouté en soit enlevé ; quoiqu'il y ait encore quelque espoir aussi long-temps que les selles ne sont pas *sanguinéo-séreuses*, ou involontaires, ou qu'il n'y a pas encore d'aphtes, de pétéchies, de hoquet, et que le malade ne se plaint pas de foiblesse, d'anxiété précordiale : autrement les meilleurs observateurs désespèrent de tout.

Le concours de plusieurs signes dangereux est la marque assurée d'une mort prochaine, quoique plusieurs de ces signes, pris isolément, n'annoncent pas la mort. Tels sont le hoquet, les défaillances, sur-tout le vomissement d'une matière extraordinaire , le mal de cœur, les anxiétés précordiales ; des selles vertes , cendrées, sanguinéo-séreuses, sans aucune marque de sang pur, mêlées de vers , et extrêmement cadavéreuses ; le rejaillissement subit des lavemens, les veilles extraordinaires, une soif extrême, le froid des membres, un abattement total, un pouls foible et profond ; une fièvre maligne légère, ou qui paroît cesser entièrement ; une ardeur interne, des sueurs froides, des aphtes qui noircissent dans la bouche, une difficulté d'avaler, une couleur d'un rouge noirâtre , des crachats ternes ; la cessation subite de toute douleur, la rétention des urines , l'envie de se lever, de boire de l'eau froide ; la couleur bleue des lèvres , une espèce de stupidité, de légers délires, le soubresaut des tendons, des mouvemens spasmodiques par tout le corps , les yeux enfoncés, un regard farouche, des selles involontaires.

L'issue est toujours fort incertaine, lorsque la maladie n'a pas diminué par les évacuations faites à propos, parce que la gangrène survient peu à peu. Au contraire, la terminaison heureuse de la maladie dépend du prompt usage des médicamens convenables, et employés lorsque les forces ne sont pas encore trop abattues, et que les intestins ne sont pas encore endommagés.

Aucune maladie n'est si sujette aux récidives que la dyssenterie ; et de fréquentes récidives causent un cours de ventre continuel, en diminuant le ton des intestins, en enlevant leur velouté, et en y occasionnant des abcès.

Les signes d'une heureuse terminaison sont la disparition de tous les symptômes qui avoient paru dès l'abord, et de nombre d'autres phénomènes qu'un esprit éclairé aperçoit aisément de lui-même.

CHAPITRE IV.

Traitement de la Dyssenterie inflammatoire, et de la Dyssenterie bilieuse ou putride.

CETTE variété de circonstances exige aussi un traitement varié en même raison. Il y a des espèces de dyssenteries où les moyens curatifs qui ont été heureux dans une autre espèce deviennent mortels, et *vice versá*. Il y a même des dyssenteries d'une même espèce, où l'on voit des effets contraires et tout opposés, résulter d'une méthode qui a été utile dans un cas supposé semblable. Ce seroit donc une imprudence extrême d'employer un seul moyen curatif contre tous les cas possibles de dyssenteries, de prétendre avoir un spécifique contre toutes les espèces, ou de chercher ce spécifique dans des livres où l'on a jeté sans examen sur le papier tous les symptômes des différentes espèces. Il n'est pas moins impossible de déterminer une méthode générale pour les différentes espèces et les différens périodes de ces maladies. Au contraire, après l'analyse la plus soigneuse, on voit toujours ici, comme dans toute la médecine, certaines choses qu'il n'est pas possible de détailler, et dont la connoissance est cependant de la dernière importance. En effet, ce n'est jamais que par la déterminaison des circonstances de chaque malade, qu'on peut démêler la complication si variée, et presque infinie, des cas que l'on rencontre tous les jours, même dans une seule espèce, et à plus forte raison dans des espèces différentes. Cependant un médecin instruit du traitement de chaque espèce saura prendre son parti dans les cas les plus embarrassans, s'il a ce génie qui fait l'essence de l'art et le vrai talent du médecin, et qu'il ait été à l'épreuve au lit des malades.

Dans la dyssenterie inflammatoire, la saignée faite d'abord est un point essentiel; et l'on ne doit point balancer à la réitérer, lorsque les forces sont encore en vigueur, et que le corps n'est pas encore épuisé par la fréquence des selles. Alors la saignée produit quelquefois des effets rapides et d'un avantage étonnant. Ensuite, on donne tous les jours trois lavemens avec une décoction d'orge, de mauve, de guimauve et de camomille. Il est essentiel de ne pas donner chaque lavement tout entier à la fois, mais par partie, afin qu'il reste, et ne rejaillisse pas sur le champ. Intérieurement on donne des choses adoucissantes, émollientes, lubréfiantes, comme la gomme arabique, un mélange en poudre de gomme adragante selon la pharmacopée de Londres (1),

---

(1) RECETTE.

De gommes adragant. et arabique,	de chaque *une*
De racine de guimauve,	*once et demie.*
D'amidon,	de chaque *une*
De réglisse.	*demi-once.*

De sucre fin, *trois onces.*

Mêlez pour en faire une poudre.

le sirop d'althéa, et avec cela beaucoup
de lait d'amandes ou de crème d'orge.
On fait sur le bas-ventre des fomentations chaudes de camomille cuite dans
le lait, après qu'on l'a humecté à chaud
de tous côtés avec une décoction de mauve. Lorsque l'inflammation a disparu entièrement, on peut utilement se servir
de petites doses de teinture aqueuse de
rhubarbe, en continuant toujours le lait
d'amandes.

Il peut résulter un ténesme très-pénible d'une grande inflammation du rectum, laquelle vient promptement à suppuration : or on ne tarde pas à en voir
des marques dans les selles. On y re-
médie par la saignée et par des lavemens réitérés, et en particulier par les
sangsues.

J'ai pensé, comme tous les médecins
de l'Europe, que tous les médicamens
étoient inutiles, sans exception, lorsqu'à la suite d'une inflammation il survient une gangrène que je regarde absolument comme mortelle; cependant
je remarquerai ici que M. Rahn, dans
son Traité de la Dyssenterie, recommande beaucoup le suc des écrevisses
de rivière en lavemens et en bouillons,
lors des signes d'une gangrène interne.

Un vomitif dans cette espèce de dyssenterie seroit un poison mortel ; et les laxatifs ne font pas moins de mal par leur vertu irritante qui augmente l'inflammation. Tous les médicamens narcotiques , échauffans, astringens , obstruans, incrassans , sont ici très-préjudiciables.

Des médecins habiles déterminent souvent les vraies indications curatives d'une maladie , et choisissent des médicamens qui doivent produire des effets tout contraires à leurs vues. Les médecins de Breslaw déterminent, pour indication curative decette dyssenterie, de résoudre l'inflammation ; et , pour ces vues,ils prescrivent la racine de tormentille , de grande sanguisorbe , l'électuaire d'hyacinthe, l'antidote de Hongrie en poudre , et même la muscade , tous médicamens astringens , échauffans , obstruans et capables d'augmenter l'inflammation. Dans la vue de dissiper le peu d'inflammation qui reste à la fin d'une dyssenterie, Degner conseille aussi la teinture de cascarille , que personne ne prescrira sans doute jamais dans le cas de vraie inflammation , comme un médicament salutaire. Il ajoute encore, sur le dire d'autrui , que la racine de

pimprenelle blanche est utile à ceux dont
les intestins sont enflammés : or cette
racine est acrimonieuse, mordicante et
échauffante. M. Rahn dit, dans son ouvrage cité, que l'on doit sur-tout se garder des calmans et des obstruans dans la
dyssenterie ; et dans un autre endroit il
n'hésite pas de dire (sans doute qu'il
avoit ses raisons), que lorsque le sujet est
menacé d'inflammation, il faut recourir
au laudanum de Sydenham, à l'électuaire d'hyacinte, aux pillules de cynoglosse, c'est-à-dire, aux médicamens
qu'il défend. Le grand mal des médicamens narcotiques est sur-tout de laisser
l'inflammation continuer ses progrès,
sans que le malade ou le médecin s'en
aperçoive.

Le sucre de Saturne est utile dans les
inflammations externes. Rivinus et Do-
læé, par cette raison, s'en sont servis
dans les inflammations internes, et ont
cru qu'il y étoit avantageux ; mais, selon les observations d'un très-habile médecin suisse (M. Hoze), c'est un médicament redoutable, et qui, malgré
les expériences de Goulart, n'est pas
encore connu de son côté avantageux,
et sur lequel un médecin prudent ne doit
pas faire fonds : au moins il ne convient

pas dans la dyssenterie, parce qu'il arête les selles, augmente les douleurs et par-là l'inflammation.

Il n'est pas de méthode plus funeste que celle que Marquet nous donne relativement à la dyssenterie inflammatoire qu'il a observée en Lorraine. Il défend la saignée, et prescrit l'ipécacuanha, la rhubarbe, le diascordium et une boisson des choses les plus astringentes. Si ces médicamens ont eu du succès, l'exposé qu'il fait de la maladie est absolument faux; et si ces dyssenteries ont tout ravagé, comme une peste, cela devoit être avec un pareil traitement.

Quant à la dyssenterie accompagnée d'une fièvre bilieuse, autrement appelée putride, on peut suivre avec plus ou moins de modifications la méthode que j'ai prescrite, d'après mon expérience, au premier chapitre de cet ouvrage; mais il y a encore bien des choses à faire, ou à omettre, dont je n'ai pu parler jusqu'ici, et que je vais exposer. C'est d'après les observations que j'ai faites, lors de l'épidémie de 1766, que je communiquerai ces observations ultérieures, me tenant toujours à la plus exacte vérité : car, sans l'empreinte de la vérité,

uu livre de médecine ne mérite pas
d'être regardé.

Sydenham et Huxham ont recommandé la saignée, sur-tout au commencement de la maladie. Monro la trouva
indispensable dans l'armée angloise,
pendant la dernière guerre d'Allemagne, lorsque les attaques étoient encore
récentes ; elle fut même du plus grand
avantage, pour le soulagement des malades, et pour les conduire à une heureuse issue. Mais, si la maladie avoit
déjà duré quelque temps, ou traîné un
peu en longueur, que la fièvre eût cessé, ou que le malade fût très-affoibli,
il regardoit la saignée comme inutile,
et croit même qu'elle eût été préjudiciable. Pringle pense que la dyssenterie
en elle-même n'exige pas la saignée;
mais que souvent elle est indispensable,
et même très-avantageuse à la cure, par
rapport à la pléthore que l'on rencontre
dans des sujets ; ou par rapport à une
fièvre inflammatoire. Si, à la première
saignée, le sang n'a pas de marque d'inflammation, ou que la fièvre ne soit pas
accompagnée d'une inflammation considérable, Pringle pense encore que la
réitération de la saignée peut être nuisible, vu qu'il faut sur-tout maintenir

les forces du malade dans une maladie qui ne l'abat que trop ; mais ceci n'est relatif qu'aux cas où il se joint une inflammation à un caractère putride ; et jusques-là je suis de l'avis de cet habile médecin anglois.

Mais l'inflammation et la putridité, ou, si l'on veut, la dépravation putride, ne sont pas toujours ensemble. Il est donc nécessaire d'entendre ici les médecins hollandois et allemands, relativement à l'avantage de leur méthode curative. Degner dit que Sydenham, regardant la dyssenterie comme une fièvre transportée sur les intestins, y ordonnoit la saignée pour éconduire par-là cette matière acrimonieuse ; mais, ajoute Degner, si la dyssenterie doit être appelée fièvre, il faut donc l'appeler tout naturellement une fièvre *cacatoire*, puisqu'elle précipite par le fondement toute la substance du corps. La saignée n'étoit pas nécessaire dans la dyssenterie de Nimègue : aussi Degner ne l'a-t-il conseillée à personne, parce qu'elle ne corrige pas la mauvaise qualité de la bile, et qu'elle affoiblit au contraire les forces vitales, et trouble la nature dans ses mouvemens salutaires. Degner a vu la saignée promptement suivie d'un vomissement de sang, et de la mort. Cette observation, et autres semblables, lui rendirent la saignée suspecte, parce que d'ailleurs la nature ne soutient pas aisément deux différentes sortes d'évacuations, et que, tout bien résumé, la saignée ne produit jamais de grands avantages dans ces cas-là. Il remarqua qu'elle étoit plutôt utile comme moyen de précaution dans les sujets pléthoriques ; néanmoins il avertit de ne la pratiquer qu'avec beaucoup de prudence et de sagacité, si l'on veut ne pas plutôt nuire qu'être utile.

Eller dit que, dès le commencement de la maladie et au premier période, l'on doit examiner si le malade est sanguin, et a un pouls fréquent et plein ; que, dans ce cas-là, il est bon de diminuer la masse d'un sang enclin à l'inflammation, et même de la répéter, si le sang se couvre d'une peau jaune, ce qui, suivant lui, est très-rare ; mais que, s'il n'y a pas trop de sang, la saignée est inutile, ou plutôt nuisible, en ce qu'elle diminue les forces nécessaires pour vaincre la maladie : forces dont les malades ont alors si manifestement besoin. De tout cela je conclus que l'on doit s'abstenir de la saignée dans une dyssenterie accompagnée d'une fièvre bilieuse, mais qu'il n'y a rien à reprocher à un médecin éclairé qui la met en usage dans les cas compliqués.

Autrefois, les vomitifs, comme les purgatifs, étoient absolument rejetés pour la dyssenterie, ou l'on ne s'en servoit qu'avec réserve. Cependant l'expérience journalière, et les observations de Pringle, nous apprennent qu'ils font le point essentiel de la cure. Eller dit avoir remarqué, et qu'une longue expérience l'a fait voir aux médecins, qu'aucune évacuation n'opère plus heureusement la guérison d'une épidémie dyssentérique, que les vomitifs. Il régna une dyssenterie des plus dangereuses, en août 1721, dans plusieurs endroits de la Haute-Saxe. Eller y fut mandé, et observa qu'aucun médicament n'opéroit plus avantageusement dès l'abord de la maladie, que ceux qui, réitérés plusieurs fois, chassoient radicalement la matière bilieuse acrimonieuse. C'est en insistant sur ce point, qu'il extermina cette maladie en deux ou trois semaines, moyennant les évacuations seules, et qu'il prévient les rechutes. De trois cents malades qu'il traita, à peine en perdit-il un quarantième.

On a remarqué que le vomitif est

toujours plus effectif, sur-tout s'il passe par bas, lorsqu'il s'agit de faire évacuer la bile. Pringle a remarqué qu'on obtenoit plus aisément ces deux effets, lorsqu'on ne donnoit l'ipécacuanha qu'à la dose de cinq grains, et en le réitérant ainsi deux ou trois fois le même jour, jusqu'à ce qu'il arrivât un vomissement ou une selle ; ce qui a ordinairement lieu ou avant ou après la troisième dose. Quinze grains donnés de cette sorte, faisoient évacuer plus que trente pris en une dose. Mais, quoique Pringle trouvât cette méthode d'administrer le vomitif la plus avantageuse, sur-tout lorsqu'elle étoit répétée plusieurs fois, dès qu'il l'avoit mise en usage pendant un jour, il s'en tenoit là par rapport au mal-aise extrême qui la suivoit ; et néanmoins cette méthode étoit la plus sûre. Eller avoit aussi cette méthode dès l'an 1721, donnant depuis deux jusqu'à quatre fois le jour, quatre, cinq ou six grains d'ipécacuanha, jusqu'à ce qu'il survînt un doux vomissement. Pour les sujets forts, il mêloit quatre grains de tartre émétique à chaque drachme d'ipécacuanha, et en prescrivoit plusieurs fois quatre, cinq, six de ce mélange, à prendre de la même manière, et avec les plus heureuses suites (1). Monro remarqua de même dans l'armée angloise, en Allemagne, que l'ipécacuanha, répété à petites doses, depuis quatre jusqu'à six grains, provoquoit le vomissement et les selles; mais il causoit un si grand mal-aise aux soldats, qu'on pouvoit à peine les résoudre à se soumettre à ce traitement. François Russel trouva, en 1756, que quelques grains de rhubarbe mêlés avec l'ipécacuanha le rendoient plutôt purgatif, et que les sujets n'en éprouvoient pas de tels mal-aises. Akinside ne donnoit qu'un grain ou deux d'ipécacuanha toutes les six heures, mais dans une infusion de menthe imprégnée d'une confection cordiale ; et il paroît s'en être fié à cette seule méthode, laissant de côté la saignée et le vomitif.

J'éprouvai aussi, dans l'épidémie de 1766, cette méthode de donner l'ipécacuanha à petites doses à différens malades. Aux enfans, j'en donnai quatre fois, à la dose de cinq grains, avec autant de crème de tartre ; aux adultes, trois fois, dix grains chaque dose, avec une demi-drachme de crème de tartre ; ou je poussai jusqu'à quatre doses, dix grains

______

(1) On ne sauroit trop louer ce procédé.

chaque dose, avec autant du même sel. Je ne remarquai pas cette fois-là le malaise dont parlent tant d'écrivains, et que j'observai moi-même en deux autres occasions; mais ces petites doses ne firent pas plus évacuer que lorsque je donne les doses en une fois : plusieurs fois même le vomissement n'arriva pas après la première ou la seconde dose, lorsqu'il y avoit beaucoup de matière bilieuse dans l'estomac. Je n'aperçus aucun autre avantage, que de faire évacuer par les selles.

Mais il n'y a peut-être pas de meilleure méthode que celle que nous a donnée Tissot pour les fièvres putrides; c'est de dissoudre dans l'eau une assez grande quantité de tartre émétique, de l'édulcorer avec un sirop., et d'en prendre toutes les heures en tant qu'il est besoin pour provoquer et faire réitérer le vomissement. M. Guillaume Russel, cet habile médecin anglois, trouva que le tartre émétique étoit le meilleur médicament dans tous les cas où il y avoit beaucoup de bile putride résidante dans l'estomac et dans les intestins, parce qu'il fait promptement évacuer la matière corrompue; au lieu qu'elle causoit les plus grands maux pour le peu qu'elle restât dans ces viscères. Pringle prétend qu'il est toujours bon de joindre un ou deux grains de tartre émétique à un scrupule d'ipécacuanha ; ce qui rend cette racine plus effective, tant pour les selles que pour le vomissement de la matière bilieuse. On peut se servir avec avantage de ce mélange au commencement de la dyssenterie, si l'on ne veut pas employer le tartre émétique seul.

L'irritation que cause le tartre émétique est d'autant plus nécessaire pour faire agir l'ipécacuanha, que celui-ci (1) n'opère pas, même à forte dose, lorsque l'estomac est enduit d'une matière glaireuse abondante, ou qu'il est insensible ; tandis qu'il opère à petites doses dans des circonstances contraires. Pendant l'épidémie de 1766, je fus appelé à Brugg pour un enfant de douze ans, qui depuis trois jours avoit la dyssenterie, avec une bouche amère, une grande oppression d'estomac, de vives tranchées et une forte fièvre. J'ordonnai pour la nuit *demi-once* de crême de tartre, et pour le jour suivant un vomitif de *trente grains* d'ipécacuanha. Ce vomitif resta sans effet par

---

(1) Cette observation est bien vraie ; mais le tartre émétique, que je préfère aussi, ne doit pas être dirigé par un novice,

le haut, mais poussa par les selles, et avec grand soulagement, une grande quantité de matière d'une puanteur infecte. J'ordonnai encore pour le soir et pour la nuit la crème de tartre, et pour le matin suivant quatre onces de tamarin pour purger, ce qui ne fit pas aller à la selle incontinent, mais provoqua d'abord un très-fort vomissement de matières glaireuses et visqueuses, et enfin purgea très-vivement ; de sorte que les symptômes mentionnés et la fièvre même disparurent. La crème de tartre acheva la cure. Dans ce cas-ci j'aurois dû donner le tartre émétique seul, ou joint à l'ipécacuanha (1).

La réitération du vomitif n'est pas indifférente en certains cas. Monro a vu l'émétique avancer étonnamment la cure dans les cas les plus opiniâtres, et plusieurs médecins se sont reposés entièrement sur l'ipécacuanha seul. J'observai pendant l'épidémie de 1766, que les médicamens échauffans, en partie, pris au commencement de la maladie, en partie

______

(1) Ou moins d'ipécacuanha mêlé avec la crème de tartre. Il est plus que probable que cette dose d'ipécacuanha auroit mis cet enfant dans un état très-critique, sans l'acide du tamarin et du tartre, malgré le grand embarras des matières glaireuses de l'estomac.

l'abondance d'une matière bilieuse et glaireuse, en partie les vers qui se jetoient dans l'estomac, rendoient inutiles aux malades, pendant plusieurs jours, par des soulèvemens continuels d'estomac, et même par un vomissement fréquent, tout ce qu'on leur faisoit prendre, quoiqu'ils eussent déjà pris un vomitif effectif. Dans ces circonstances j'administrai une teinture aqueuse de rhubarbe, qui n'étoit plus rejetée, et amenoit la maladie à une heureuse terminaison, quoique lentement; mais dans les cas dangereux et urgens je fis prendre un second vomitif. Un homme d'environ trente-quatre ans eut à Brugg une attaque violente de dyssenterie : quelqu'un lui prescrivit un vomitif le premier jour, et la crême de tartre pour le soir. Alors on m'appela. J'ordonnai le tamarin pour le lendemain matin, et pour la nuit la crême de tartre avec une infusion de camomille. Le troisième je prescrivis de la manne avec un sel amer, et du tamarin à prendre de temps en temps pendant la nuit. Tous ces médicamens furent rejetés avec le vomitif antérieur; mais le malade vomit en même temps une quantité étonnante de matière bilieuse. Outre cela les selles furent

des plus fréquentes, mais extrêmement
petites, bilieuses et mêlées de beaucoup
de sang. Les tranchées se faisoient également sentir devant ou après les selles ;
la fièvre augmentoit chaque jour, tandis
qu'elle avoit été très-légère au commencement. Le quatrième on me vint dire
le matin que je n'avois pas besoin d'apporter de médicamens, parce que le malade avoit encore vomi pendant la nuit
et le matin beaucoup de bile, et se trouvoit du reste dans les mêmes malheu-
reuses circonstances ; cela m'engagea
à tenter l'ipécacuanha, que le malade
prit volontiers. Aussitôt il vomit beaucoup de bile et de glaires, et outre cela
un grand ver. Immédiatement je lui fis
prendre un purgatif de manne et de sel
amer : il ne le vomit pas. Le malade
rendit beaucoup de matières en douze
selles ; et les douleurs diminuoient à
proportion qu'il évacuoit. Enfin les douleurs cessèrent entièrement. J'aurai occasion d'achever le détail de ce cas remarquable.

On peut administrer un purgatif deux
heures après le premier vomitif, ou le
remettre au lendemain matin ; cependant on doit se régler sur ce point par
l'effet qu'il produit sur les douleurs,

Je citerai à cet égard les deux habiles médecins anglois, Pringle et Monro. L'un et l'autre ont vu, et ont conclu comme moi. Selon Pringle, que ce vomitif ait été réitéré ou non, le purgatif doit être administré le jour suivant ou le troisième, et réitéré autant que les forces du malade le peuvent soutenir, et que l'opiniâtreté de la fièvre l'exige. Mais on doit plutôt déterminer la réitération du purgatif par l'opiniâtreté des tranchées et du ténesme, que par le sang des selles; et Pringle croit qu'il est impossible d'entreprendre une cure sans ces fréquentes évacuations. Il veut donc qu'on fasse moins attention à la dose qu'aux effets. Or, on doit juger des effets, non par le nombre, mais par la grandeur des selles, et sur-tout par la diminution des tranchées et du ténesme. En général les selles sont plus nombreuses par la maladie même, que par les purgations. Monro remarque pareillement que la cure dépend en grande partie de la répétition fréquente de doux purgatifs donnés au commencement, mais capables d'évacuer la matière corrompue. Il ordonnoit ces purgatifs à l'armée angloise, en Allemagne, tous les deux, trois, quatre jours, selon l'exigence des

cas. C'étoit toujours d'après les effets et
les symptômes présens, qu'il se régloit
à cet égard. Il étoit même étonné du peu
de forces que perdoient les malades par
ces purgations fréquentes : il purgeoit
quelquefois les sujets robustes deux,
trois et quatre jours de suite; et il observa que les malades, au lieu de s'affoiblir, devenoient plus forts, plus alégres,
après l'effet total du purgatif, par le soulagement qui résultoit de l'évacuation de
la matière putride qui causoit, par sa
présence dans les intestins, un mal-aise
continuel et le plus grand abattement.
On voit donc par ces détails concernant les effets des purgatifs, la vérité de
ce grand principe de médecine, qu'aucun médicament ne fortifie les malades
que ceux qui diminuent sa maladie, et
que les malades sont le plus fortifiés au
moment où ils semblent le plus affoiblis.

On peut aussi couper la maladie avec
l'ipécacuanha, tant cette méthode chasse
promptement la matière bilieuse, pourvu qu'il n'y ait pas d'obstacles invinci-
bles; au lieu qu'en négligant cette pratique, la maladie traîne au moins en
longueur. Dans l'épidémie de 1766, jai
ainsi guéri en deux ou trois jours plusieurs sujets qui présentoient tous les

signes d'une dyssenterie actuelle ; les évacuations, réitérées dès le premier moment, les ont tirés d'affaire. Ils avoient cependant un frisson très-fort et de longue durée, un grand mal-aise, une envie de vomir, la bouche amère, des chaleurs, un mal de tête, une grande douleur au bas de l'épine du dos, des déchiremens dans le ventre, des envies d'aller presque inutiles. C'est dans ces circonstances que je trouvai à Brugg une dame de trente-neuf ans. Au premier accès, je lui donnai le soir quatre drachmes de crême de tartre ; cela procura quatre selles pendant la nuit. Le matin suivant je prescrivis trois onces de tamarin, ce qui fut suivi de nombre de selles abondantes avec beaucoup de soulagement, et la fièvre disparut. J'ordonnai pour la nuit une once de crême de tartre dans une décoction d'orge. Le troisième jour, elle prit deux onces de manne, avec six drachmes de sel de Sedlitz ; ce qui termina la maladie le même jour. Je pourrois produire nombre d'exemples semblables.

Quelquefois les attaques étoient plus violentes ; cependant la maladie se guérissoit assez promptement par la même méthode. Lors de l'épidémie de 1766,

une fille eut à Brugg, pendant une semaine, de très-vives tranchées, et enfin
une dyssenterie réelle des plus douloureuses, accompagnée, dès le premier
accès, d'une fièvre horrible, telle que
je n'en ai jamais vu au premier accès.
La malade avoit les yeux enflammés,
un pouls fort, nageoit dans sa sueur,
avoit la bouche très-amère, et une envie continuelle de vomir. Je lui fis prendre à cinq heures du soir un vomitif de
quarante grains d'ipécacuanha, avec lequel j'avois réuni vingt grains de crême
de tartre, et deux heures après une
drachme du même sel avec un gros de
rhubarbe. Il est étonnant combien elle
rendit de matière bilieuse par haut et
par bas, et avec le plus grand soulagement. Le deuxième jour elle prit trois
drachmes de sel de Sedlitz, le matin.
Les évacuations furent considérables,
les selles rouges et vertes. Les douleurs
diminuèrent l'après-midi; la fièvre étoit
égale, mais la chaleur beaucoup moindre. Le troisième elle prit encore trois
drachmes de sel de Sedlitz; ce qui occasionna, une demi-heure après, un fréquent vomissement de matière bilieuse,
et ensuite une forte selle. Douze heures
après, toutes les douleurs avoient dis-

paru, et à quatre heures du soir je ne remarquai plus de fièvre. Les douleurs revinrent vers la nuit. J'ordonnai une demi-once de crême de tartre dans une pinte d'eau d'orge à prendre peu à peu pendant la nuit; ce qui procura encore plusieurs selles, et les douleurs disparurent. Le quatrième jour la malade se trouvoit bien. Je prescrivis la teinture de rhubarbe. Le soir elle sentit encore quelques douleurs; sa bouche devint amère : je prescrivis la crême de tartre pour la nuit. Le cinquième elle se trouva très-bien le matin, rendit un ver par bas. De tout ce jour elle ne fit qu'une selle, et fut guérie.

Mais, lorsque les purgatifs les plus capables de chasser la matière bilieuse restent sans effet dans cette espèce de dyssenterie, il arrive directement la même chose que l'on remarque de l'usage des médicamens opposés, c'est-à-dire, des astringens et des obstruans. Pendant l'épidémie de 1766, un enfant de six ans, naturellement constipé, fut pris de la maladie à Brugg. La matière bilieuse qu'il vomit fréquemment le premier et le second jour, me fit voir que cette maladie étoit de l'espèce des maladies bilieuses. La mollesse du pouls, et les souffrances continuelles de cet enfant, qui pleuroit même de douleur, me firent croire qu'il n'y avoit pas d'inflammation. Cet enfant devoit être sur la chaise à chaque instant, le jour et la nuit, et ne rendoit aucune vraie selle. La matière dyssentérique lui resta fixée dans le corps (1), au point que ce fut inutilement que je lui administrai l'ipécacuanha, la manne avec un peu de crême de tartre, le tamarin, la teinture de rhubarbe, le tout proportionnément à son âge. Dans la quatrième nuit, il tomba dans un délire complet, rendit un ver, eut beaucoup de mouvemens convulsifs. Le matin suivant, je le vis tout hors de lui-même; ses yeux se convulsoient, il se jetoit en travers du lit, et je sentis bientôt que la mort approchoit : ce qui arriva le même jour. Voilà donc un exemple de la possibilité d'une dyssenterie bilieuse dans un enfant, sans aucune douleur intestinale antérieure, sans un pouls dur, sans que le ventre soit météorisé, et ainsi sans inflammation précédente. On voit qu'un enfant peut

____

(1) Les bains chauds eussent-ils été inutiles ici? J'ai lieu de croire que non, d'après ce que j'ai vu dans plusieurs cas de constipation opiniâtre.

mourir promptement, lorsqu'une matière bilieuse irritante et abondante lui
cause des mouvemens spasmodiques à
ce degré.

Je vis enfin en 1766, de la manière
la plus convaincante, dans un ecclésiastique respectable, combien le penchant invincible à prendre des cordiaux
et des médicamens échauffans, et combien la répugnance qui en résulte pour
tous les purgatifs, fait empirer la maladie, la rend plus difficile à traiter et
plus dangereuse ; de sorte qu'à la fin
même, il survient des tumeurs aux jambes ; et que la guérison complète est encore retardée jusqu'à cinq ou six semaines, lors même qu'on peut déterminer
les malades à prendre seulement autant
de purgatifs qu'il en faut pour les arracher à la mort.

Quant à ce qui concerne le choix des
purgatifs nécessaires pour faire prompt-
tement évacuer la matière bilieuse,
Monro, Brocklesby, Russel, ont fait
certaines expériences qui se rapportent
avec les miennes. Le purgatif dont se
servit Monro pour ses premiers malades
étoit de la rhubarbe ; mais il remarqua,
comme Brocklesby, que ce purgatif ne
convenoit pas au commencement de la

maladie, autant que le sel amer purgatif donné avec la manne et l'huile ; ce qui opéroit sans inquiéter les malades, faisoit mieux évacuer, et produisoit plus de soulagement que tout ce qu'on essaya à l'armeé angloise. Mes nouvelles observations m'ont prouvé la vérité de ces assertions. J'administrai le sel de Sedlitz et la manne dans une légère boisson, lors de l'épidémie de 1766, avec beaucoup plus de succès que le tamarin ; mais je laissai l'huile de côté. Monro prescrivit à Brême la teinture aqueuse de rhubarbe, et trouva qu'elle faisoit plus aisément évacuer, mais qu'elle ne réussisoit pas si bien, dans les cas récens, que la manne et le sel de Sedlitz. Cela est très - juste. Cependant, en 1766, j'observai en plusieurs cas que les malades rejetoient la manne, le tamarin, le sel ; de sorte que dans ces circonstances la teinture de rhubarbe souvent réitérée, a quelque chose de plus avantageux, parce que l'estomac s'en accommode ; parce que souvent elle fait cesser le vomissement, et que d'ailleurs elle met peu à peu fin à la maladie, quoique plus lentement ; quelquefois même elle met l'estomac en état de s'accommoder du tamarin, de la manne et du sel purgatif.

Ces médicamens soulagent cependant plus promptement en général, sur-tout les enfans ; probablement à cause qu'ils ont dans les intestins, mais particulièrement dans l'estomac, beaucoup de flegmes qui émoussent et arrêtent la vertu purgative du tamarin et de la crème de tartre : d'où il arrive que ces médicamens leur deviennent très-souvent inutiles. F. Russel vit à Gibraltar, en 1756, une dyssenterie considérable et des plus mortelles. Après avoir essayé quantité de médicamens, il trouva que rien ne soulageoit plus, et n'avançoit mieux la guérison, que des doses réitérées de sel amer. J'ai aussi employé ce sel avec utilité.

Cependant l'on a toujours pensé que tous les sels, sur-tout les sels acides, *ratissoient* les intestins. Il est vrai que l'on doit éviter dans cette maladie les médicamens trop grossiers et trop irritans ; mais le point essentiel est de bien savoir quels médicamens font cet effet dans la dyssenterie bilieuse. Or, nombre de médecins se sont abusés en ce point. Zacutus Lusitanus (ou le Portugais) ne craignoit pas même l'arsenic dans la dyssenterie ; tandis qu'Amatus son compatriote condamne le tamarin à cause de

sa vertu irritante. Degner dit que tous
les sels, par exemple, le tartre vitriolé,
le sel polycreste, le sel de prunelle, sont
souvent prescrits sans la moindre prudence, vu que ces sels peuvent causer
beaucoup de douleur aux intestins purulens par l'irritation qui résulte de leur
vertu mordicante. Voilà pourquoi il ne
regardoit pas le nôtre comme avantageux, ni à l'état, ni dans les progrès de
la maladie, parce qu'il augmente le cours
du ventre ; mais il me semble qu'il conclut sans de trop sûrs principes. D'abord
il est faux que les intestins, dans la dyssenterie, soient aussi souvent purulens
qu'on le croit ; et lorsqu'ils le sont, il n'y
a pas de médecin assez imprudent pour
prescrire si précisément un sel. Ensuite
l'on obtient ce que l'on désire, lorsque,
par le moyen d'un sel bien choisi, on
parvient à prolonger un cours de ventre
aussi long-temps qu'il y a de la matière
bilieuse à évacuer. Cependant Degner
n'a pas entièrement méconnu l'influence
salutaire des acides, puisqu'il se loue
très-fort du *petit-lait*, du jus de citron,
qu'il n'a pas trouvé trop actif, et des vins
de Moselle et du Rhin, par rapport à leur
acidité naturelle. Si cet habile homme
eût dûment différencié la dyssenterie

bilieuse de la dyssenterie maligne, il n'auroit peut-être pas rejeté, relativement à la dyssenterie bilieuse, ce qu'il avoit trouvé préjudiciable dans la dyssenterie maligne.

Quant à l'usage des acides dans la dyssenterie, la force de la vérité avoit déjà percé dans les âges ténébreux des préjugés. Dolée, écrivain expérimenté, qui, selon l'erreur de son temps, rapportoit la cause de la dyssenterie à un acide, est cependant assez véridique pour assurer qu'il a guéri plus de cent malades dyssentériques avec un mélange de jus de limon et d'huile, qu'il recommande très-fort. Dans tous les dévoiemens provenans d'humeurs putrides, Rivière conseilloit de faire bouillir plusieurs fois dans du vinaigre du pain très-cuit, tel que le biscuit de mer, de le faire dessécher alors, de le réduire en poudre, et d'en faire de la soupe. Parmi les médecins modernes, La Mettrie disoit que dans les dyssenteries putrides ordinaires, le vinaigre, le petit-lait, la limonade, étoient très-utiles; et la crainte des fruits, mal fondée. Peut-être suis-je le médecin qui ait le plus employé les sels acides dans la dyssenterie. Tissot conseilloit deux drachmes de crême de tartre dans

quatre livres d'eau d'orge ; mais aujour-
d'hui il en donne une once en deux ou
trois fois, en peu de temps. Cette conduite prouve donc combien est mal fondée la crainte que les médecins avoient
des sels acides, au moins dans cette espèce de dyssenterie.

Sydenham, fondé sur sa grande réputation, a beaucoup recommandé l'o-
pium et tous les médicamens qu'on en
prépare, quoique l'on eût déjà fait long-
temps auparavant nombre d'objections
contre ces moyens curatifs. Je puis assurer que ces difficultés, loin de diminuer à mes yeux, m'ont paru bien fon-
dées d'après mon expérience (1). Je ne
rapporterai pas à mon lecteur le détail
ennuyeux de ces expériences ; mais je
vais lui donner, d'après l'expérience, des
règles de précaution qu'il ne doit jamais
perdre de vue, relativement à l'usage de

____

(1) Hérédia veut aussi qu'on n'en vienne à l'opium
que dans le besoin le plus pressant : *In urgenti casu :
timendum est enim ne, somno præposteré provocato,
irritatio non sentiatur, sicque excrementa agitata
caput petant, et phreneticus æger fiat.* De Febr. putr.
cum alvi fluxu. Sydenham convient lui-même du mauvais succès qu'il a eu dans le *cholera-morbus,* si analogue
aux dyssenteries. Lindanus vouloit aussi qu'on commençât toujours la cure des dyssentériques par les narcotiques. Quel abus ! Etmuller, prêt à adopter tous les
contes, est de son avis. *Voyez* ma préface,

ces médicamens. Alexandre de Tralles les rejette tous sans exception, et prétend que c'est être privé du moindre jugement, que de donner une si grande quantité d'opium dans la dyssenterie. Freind remarque à ce sujet, il est vrai, que ces médicamens arrêtent pour un peu de temps le cours de ventre, mais pour l'empirer bientôt, et en outre attaquer la tête du malade qu'ils affoiblissent encore considérablement. Alexandre pense donc qu'on ne doit s'en servir dans la dyssenterie que dans une extrème nécessité. Degner regardoit également tous ces médicamens comme suspects dans cette maladie ; et il ajouté qu'il faut des précautions extraordinaires dans leur usage, de peur que la stupeur de tous les sens ne soit suivie de l'augmentation interne du mal qui, sans qu'on s'en aperçoive, fait alors les progrès les plus dangereux. Pringle dit aussi que les médicamens narcotiques ou les astringens n'aident que pour peu de temps, et rendent enfin la maladie plus dangereu e ; que, pour cette raison, l'on ne devroit pas donner de médicament tiré de l'opium avant d'avoir bien nettoyé les premières voies ; que le peu de soulagement qu'ils procurent est suivi de la rétention de tous les vents et des humeurs putrides, qu'ainsi ils fixent encore plus la cause de la maladie, et sont quelquefois cause d'une vraie tympanite dans la dyssenterie. Pringle parloit d'après son expérience, quoique Sydenham paroisse n'avoir pas beaucoup appréhendé de danger. Il est vrai que Sydenham n'interrompoit pas l'usage des purgatifs, lorsque la dyssenterie étoit épidémique ; mais dans tout autre temps il semble qu'il se soit entièrement reposé sur son laudanum.

Quelle que soit cependant la nature des dyssenteries, Pringle nous avertit que celles qui paroissent dans les armées ne sont jamais d'une nature bénigne, et ne peuvent jamais se guérir sans évacuations. La meilleure règle qu'il propose, c'est de suspendre l'usage de l'opium jusqu'à ce que le malade ait assez évacué, et de ne commencer alors qu'à très-petite dose, lorsqu'il le faut. Si l'opium, donné de cette manière, ne procure pas de repos, c'est un signe qu'il réside quelque humeur putride dans les intestins ; et qu'il vaut mieux continuer les évacuations que d'arrêter le cours de ventre.

D'autres médecins du même rang sont aussi du même avis à l'égard de l'opium.

Eller a remarqué que, malgré le léger soulagement que procuroit l'opium, les douleurs reprenoient le malade avec une nouvelle vigueur, après l'usage de ce médicament ; qu'en même temps que l'opium diminuoit le ton des intestins, il arrêtoit aussi l'expulsion des matières acrimonieuses qui y résidoient, et qu'ainsi c'est augmenter la maladie que de chercher à l'adoucir par l'opium. Malgré cela Eller donnoit une légère préparation d'opium ; mais lorsque les tranchées étoient très-diminuées, et qu'il avoit en grande partie expulsé la matière de la dyssenterie. Incontinent il avoit recours aux laxatifs, dès que les douleurs revenoient et prouvoient la présence de quelque matière acrimonieuse. On voit donc par-là combien doit être différente la conduite d'un médecin aux différens périodes de cette grave maladie. Le docteur Young, Écossois, qui a si bien écrit sur l'opium, ne le donnoit, dans la dyssenterie, que lorsque la maladie étoit très-violente, ou que lorsque la violence de la maladie avoit été abattue par les médicamens purgatifs et adoucissans. Le docteur anglois Baker ne trouvoit l'opium salutaire, dans la dyssenterie, que lorsque les excrémens avoient repris à peu près leur fermeté naturelle. Monro remarqua à l'armée d'Allemagne, que le diascordium, le philonium et autres médicamens semblables, arrètoient trop le flux de ventre, causoient de vives tranchées et augmentoient la fièvre : aussi s'en servoit-il rarement au premier période de la maladie. Cependant il donnoit une préparation d'opium pour la nuit, quand il avoit fait évacuer pendant le jour, et le répétoit même chaque nuit, n'eût-il pas effectivement fait évacuer de jour ; mais il se trouva obligé d'être fort circonspect sur la dose, aussi long-temps que la maladie persévéroit dans sa force : il ne donnoit même ces médicamens, qu'autant qu'il en falloit pour adoucir les douleurs et procurer quelque repos ; jamais pour stupéfier les sens du malade, ni pour arrèter le cours de ventre.

Après les préparations d'opium, Pringle et moi nous n'avons rien trouvé de meilleur pour adoucir les douleurs, que de faire fomenter chaudement le bas-ventre, et de faire prendre une infusion de camomille, par rapport à sa vertu anti-putride. J'ai remarqué, en 1766, dans les cas difficiles, que les tranchées et le ténesme se calmoient très-bien avec le lait d'amandes; ce qui étoit aussi favorable pour procurer du sommeil. Lorsque les douleurs étoient trop opiniâtres pour céder aux fomentations ou aux boissons adoucissantes, Pringle faisoit mettre sur la partie douloureuse un emplâtre vésicatoire pour soulager. Elle remarqua que les lavemens faits de gruau d'avoine, d'orge, de riz, avec beaucoup d'huile, étoient avantageux pour calmer les violens ténesmes. Mais j'ai aussi trouvé ces remèdes inutiles; et, après avoir réfléchi sur la nature de ces ténesmes, j'ai choisi d'autres moyens; et je parvins à mon but en 1765, comme je l'ai détaillé dans le cinquième chapitre de la première partie.

En 1766, je rencontrai un cas des plus opiniâtres. Le malade avoit beaucoup évacué dès le commencement et dans le cours de la maladie; mais il avoit un ténesme qui le mettoit presque au désespoir. D'après les mêmes principes, je lui prescrivis d'abord le tamarin, ensuite de fréquentes doses de teinture de rhubarbe, avec beaucoup de lavemens de gomme arabique, beaucoup de lait d'amandes, de décoctions d'orge, d'infusion de camomille, un peu d'opium; et sans le soulagement que j'attendois.

Le quinzième et le dix-septième de la maladie, je lui prescrivis une potion de manne et de sel de Sedlitz; ce qui procura, en peu de selles, la sortie d'une quantité extraordinaire de matière d'abord jaune, inodore, mais ensuite extrêmement fétide et presque noire, avec un grand soulagement. De cette théorie fondée sur l'expérience, je comprends aussi pourquoi dans les Indes orientales on se sert de rhubarbe contre le ténesme, outre les lavemens.

Lorsque le malade étoit pris subitement de vives tranchées et d'un ténesme aussi douloureux, le jour où il n'avoit pas pris de purgation, Monro prescrivoit alors un laxatif de manne. Si le laxatif et les doux remèdes étoient inutiles, il faisoit fomenter le bas-ventre avec des cataplasmes chauds, et boire beaucoup d'eau d'orge, de riz, de bouillon très-léger, ou de l'infusion de camomille; ensuite il prescrivoit des lavemens émolliens à forte dose. Si ces lavemens n'étoient pas suffisans, il en ordonnoit de semblables, à petite dose, mais avec l'addition d'une teinture d'opium, à la dose d'une ou deux drachmes : car il remarqua que ces lavemens fortifiés par l'opium, procuroient plus de soulagement que l'opium donné de toute autre manière. Lorsque le ténesme étoit très-pénible, il ordonnoit un lavement de dix onces d'eau, d'une once de mucilage de gomme arabique, deux onces d'huile d'olive avec un peu de diascordium et de teinture d'opium ; ou un lavement d'amidon, ce qui procuroit plus de soulagement. Dans quelques cas où les douleurs étoient trop violentes et accompagnées de fièvre, Monro se vit obligé de faire saigner, quelquefois de faire appliquer des vésicatoires sur le ventre à l'endroit où le malade sentoit le plus de douleur.

Les vésicatoires sont non-seulement un moyen adoucissant, mais même curatif dans la dyssenterie aussi-bien que dans les éruptions extraordinaires des fièvres putrides ; mais dans les flux de ventre, opiniâtres sur-tout, ils rendent de grands services. Pendant l'épidémie de 1766, j'ai vu de légères attaques de dyssenterie dans des enfans d'un an, d'un an et demi, de sept jusqu'à onze ans, extrêmement longues et opiniâtres. Tissot vit quelque chose de semblable dans le même temps. Il se plaignit aussi de l'opiniâtreté et de la longueur de la maladie, qu'il ne regardoit cependant que comme une diarrhée. Pour moi, j'ai regardé la maladie comme une légère dyssenterie qui étoit accompagnée d'une fièvre continue, et quelquefois très-forte et très-opiniâtre. Mais les dénominations n'y font rien; c'est au meilleur traitement qu'il faut s'arrêter : ce fut Tissot qui le trouva.

Les enfans que j'eus à traiter, présentèrent la plupart des symptômes de fièvres putrides, quoiqu'ils n'en fussent pas pris dès l'abord. Quelquefois ils rendoient par le vomissement une quantité extrême de glaires très-épaisses, ce qui se réitéroit souvent. Ils faisoient cependant jusqu'à quarante ou soixante selles en vingt-quatre heures ; les excrémens étoient souvent très-sanguins, de toute couleur, et toujours rendus en petite quantité : néanmoins ils éprouvoient moins de douleur qu'on n'en a ordinairement dans la dyssenterie ; et souvent ils n'en avoient aucune. Je ne vis qu'un enfant avoir une chute de l'anus.

Pour les uns j'employai d'abord un vomitif, pour les autres la manne, pour ceux-ci le tamarin, pour ceux-là une teinture de rhubarbe et l'infusion de camomille. C'est par ce traitement que je guéris en douze jours un enfant de neuf

ans, qui depuis plusieurs années étoit
entièrement en chartre et sujet à différens ulcères, mais qui commençoit à reprendre depuis quelques mois, quoiqu'il
eût encore un ulcère considérable au
bas de l'épine du dos, et une fièvre sourde
continuelle. Je ne vis pas les mêmes
succès dans tous les enfans : quelques-
uns ne guérirent qu'au bout de trois
semaines ; j'en vis même un ne guérir
qu'au bout d'un mois, malgré tous les
soins possibles et trois vésicatoires : il
est vrai que ces vésicatoires avoient été
appliqués trop tard, et dans un temps
où la fièvre étoit à un très-haut degré,
et le ventre météorisé et tendu comme
un tambour. Cependant les vésicatoires
sont préférables à tous les autres moyens
curatifs dans les cas opiniâtres. Tissot les
fit mettre à onze enfans. Ils ne firent aucun effet sur un enfant ; ils en firent un
marqué sur un autre, mais il ne fut que
passager ; et ils furent préférables pour
l'avancement de la cure à tous les autres
moyens curatifs pour les autres enfans
qui en furent radicalement guéris : car
on n'avoit pu leur faire prendre aucun
médicament. En général Tissot les faisoit mettre aux mollets ou à la nuque,
lorsque le ventre étoit météorisé : moi

je les fis mettre aux trois endroits en même temps , dans le même cas.

J'ai déjà dit dans le quatrième chapitre de la première partie ce qu'il y avoit d'essentiel touchant la diète dans les espèces de dyssenterie dont j'ai parlé ici ; cependant il me reste encore à faire quelques observations qui ne seront peut-être pas déplacées.

Tous les alimens grossiers et indigestes causent de dangereuses obstructions dans la dyssenterie, vu que les intestins, privés de presque tout leur ton , ne sont plus en état de pousser par le bas ces substances massives et volumineuses. Je ne comprends pas comment Degner a pu permettre l'usage des pommes de terre à ses malades pendant tout le cours de la dyssenterie de Nimègue. Je comprends au contraire pourquoi les médecins du dernier siècle avoient tant d'aversion pour les boissons (1) : car j'ai vu des cas où une seule cuillerée de boisson opéroit chaque fois une selle. Mais ceci auroit dû engager les médecins à faire boire d'autant plus les malades , au lieu de leur défendre toute boisson.

______

(1) Ces gens s'imaginoient qu'en faisant couler les humeurs morbifiques, on augmentoit le mal.

Monro prescrivit à ses soldats beaucoup d'eau d'orge et de riz ; et rien, suivant cet habile homme, n'avançoit tant la cure que ces boissons copieuses lubréfiantes. Dans l'épidémie de 1766 j'entendis beaucoup préconiser le lait, sur-tout dans différentes parties du canton de Zurich ; mais je n'entendis parler d'aucune bonne observation à cet égard : ce n'étoient que des bruits populaires. Pringle ne permit même jamais le lait dans l'état de convalescence, qu'en le faisant atténuer avec de l'eau de chaux, parce qu'il s'aperçut que le lait, de lui-même, augmentoit aisément les tranchées. Je permis les raisins à plusieurs malades en 1766, sans remarquer rien, sinon qu'ils ne faisoient pas de mal ; mais dans plusieurs cas opiniâtres je remarquai que lorsque la maladie tendoit, quoique lentement, à un meilleur état, les raisins donnés aux malades sans y joindre d'autres médicamens, les faisoient d'abord évacuer, diminuoient insensiblement les selles, et amenoient enfin les malades à une heureuse guérison.

Il est bon que le médecin fasse aussi attention aux passions de l'ame dans les maladies dyssentériques : car ces passions produisent de considérables effets.

Voici quelques observations à ce sujet (1) : on va voir dans la première les effets pernicieux de l'impatience.

Un homme de quarante-cinq ans, de Brugg, qui s'étoit plus accoutumé à ouvrir son cœur aux plaisirs qu'à souffrir les accidens de la vie, et qui par-là tomboit presque dans le désespoir au moindre mal de tête, fut pris de la dyssenterie dans l'épidémie de 1766. M. Fuchssin, cet habile médecin, l'avoit suivi pendant quelque temps ; cependant il me pria instamment de me rendre chez lui, pour me consulter. Après les demandes nécessaires, je vis que le médecin avoit suivi une très-bonne méthode : tous les médicamens qu'il avoit prescrits avoient produit leur effet ; la fièvre, les tranchées avoient cessé ; la couleur des selles étoit naturelle ; néanmoins il y avoit encore un ténesme et des selles considérables. Bref, je trouvai le malade hors de danger, la maladie sur son déclin, et il n'y avoit plus qu'à terminer la guérison. On me demanda de le faire.

Je me proposai donc pour but de faire cesser le ténesme en adoucissant et en

____

(1) Voyez l'article des passions dans le *Traité de l'Expérience* de l'auteur, tom. III.

expulsant peu à peu la matière résidante dans les cellules du colon, et de terminer ainsi la maladie. Le malade jouissoit d'un bon repos ; il n'eut bientôt plus que quelques récidives du ténesme de jour et de nuit, et assez rarement. Il dormit bien plusieurs heures de suite ; cependant le ténesme se faisoit encore sentir de temps en temps, et chaque fois le malade tomboit dans un état de désespoir inexprimable : son ame sembloit s'envelopper de ténèbres, qui disparoissoient dès qu'il y avoit quelque compagnie auprès de lui ; mais il retomboit bientôt dans le même état dès que la compagnie le quittoit, ou qu'à son réveil il se trouvoit seul, sans même sentir aucune douleur. Ces tristes dispositions de l'ame ne pouvoient être que très-nuisibles : j'ai cru devoir en parler dans un livre fait pour l'utilité de la patrie. Cet homme avoit réellement évacué précédemment toute la matière acrimonieuse et morbifique, et ses selles ne présentoient plus la moindre marque de corruption interne : néanmoins, ses cris continuels, ses pleurs, ses angoisses mortelles à chaque épreinte, lui faisoient répandre la bile, et immédiatement après, ses selles étoient vertes. Tel fut le cercle dans lequel je me trouvai embarrassé pendant plusieurs jours, jusqu'à ce que les médicamens employés à propos fissent disparoître ces épreintes. Il se passa cinq semaines depuis la première attaque jusqu'à l'entière guérison.

La seconde observation est l'effet cruel d'un mouvement de colère. Un jeune homme de Brugg, colère de son naturel, disposé par cette passion à de fréquens épanchemens de bile, et qui d'ailleurs depuis un an avoit souvent été pris d'un mal-aise subit, eut, en 1766, la dyssenterie, jusqu'au quatrième jour, de la manière effrayante dont j'ai parlé à l'article des vomitifs. Le cinquième, il vomit le matin six grand vers ronds, et fut délivré de ses douleurs, mais non de la fièvre. Le soir même il vomit encore six autres vers ronds. Pendant la nuit il alla souvent à la selle : les excrémens étoient alors blancs, mêlés d'un peu de sang, et le malade n'éprouvoit pas de douleur. Le sixième jour il fit encore six selles, et toujours sans douleur. Le septième, les selles étoient diminuées de moitié ; la fièvre étoit peu de chose, et il passa la nuit dans le même état.

Le huitième jour, en entrant dans la

chambre vers cinq heures du soir, j'aperçus un changement effrayant chez le malade : il avoit le visage pâle comme la mort, les lèvres blanches, et tout le corps dans une agitation pénible ; il ne faisoit que crier continuellement après de l'eau froide. Stupéfait moi-même à cette physionomie cadavéreuse de la maladie et du malade, je demandai avec le plus grand sang-froid au malade, s'il avoit senti quelque douleur considérable aux intestins, laquelle eût cessé aussitôt. Non, dit-il.—Mais, depuis le quatrième jour de la maladie, n'avez-vous pas senti de douleur aux intestins : car les selles ont été nombreuses?--Non.--Avez-vous eu quelque peine à avaler aujourd'hui? —Oui.—Avez-vous beaucoup d'amertume dans la bouche?—Oui.—Sentez-vous quelque gène à la poitrine?—Oui. —Les selles sont-elles fréquentes?--Oui. —Sont-elles noires?--Non.--Sont-elles fétides?--Non.--Sentez-vous une ardeur d'urine?—Oui. Les assistans me dirent en outre que le malade sommeilloit quelquefois une ou deux minutes ; qu'alors ses yeux étoient dans un mouvement convulsif, et que quelquefois aussi le malade étoit dans un trouble total. Il avoit la voix fort changée, le pouls fiévreux

et foible : en général il étoit méconnois-
sable. Je lui donnai un avis d'un ton d'a-
mi, mais un avis tel quel. Je sortis de sa
chambre en soutenant à ses gens que je
voulois perdre la tête, s'il n'y avoit là
quelque chose de particulier qu'on me
cachoit, et qui avoit mis le malade dans
cet état extraordinaire. Après une plus
ample information, j'appris enfin que
d ns le cours de sa maladie il avoit souvent eu du chagrin, et que ce jour-là
même il s'étoit extrêmement emporté.

Conséquemment au mouvement de
colère, il survint au malade pendant la
nuit un grand point de côté, une toux
assez forte et un violent mal de tête.
Outre l'amertume de la bouche, il eut
encore une grande gêne à la poitrine,
et fit encore, en une heure, trois selles,
en partie sanguinolentes. Je vis alors un
grand épanchement de bile, joint à une
violente dyssenterie, et des symptômes
réellement mortels.

Le neuvième jour, au matin, je trouvai le visage du malade aussi pâle, le
blancs de ses yeux tout jaune; mais les
regards étoient moins farouches, et les
lèvres redevenues un peu rouges. Je fis
en sorte de relever son ame abattue, par
quelque rayon d'espoir, malgré l'ex-

trème danger où je le voyois ; et je n'en-
trai plus dans sa chambre qu'avec un air
de gaieté. Je commençai à traiter sa maladie comme maligne, et il vomit avec
beaucoup de soulagement. Il n'avoit
plus son mal-aise ; le point de côté et
l'amertume de la bouche disparurent ;
le mal de tête étoit fort supportable ; la
couleur du visage beaucoup meilleure :
cela dura jusqu'à midi. Le soir, vers cinq
heures, le visage étoit beaucoup mieux ;
les yeux n'étoient plus jaunes ; il n'y
avoit plus de mal de tête ; mais le malade avoit fait, pendant la journée, cinq
à six selles par heure. Les selles étoient
d'un jaune de citron, très-spumeuses,
mêlées d'un peu de sang, mais sans féti-
dité. Le malade se plaignoit encore de
son ardeur d'urine, de lésion aux parties
externes de l'urètre, d'une oppression,
d'un serrement extrême à la région gastrique, et d'une envie de vomir. La nuit
il fit encore six selles par heure, mais en
petite quantité, rouges, jaunes et vertes.
Il ne sentit plus aucune douleur, cependant il étoit extrêmement foible.

Le dixième jour, de bon matin, je le
trouvai sans fièvre, mais ayant la région
gastrique aussi gênée, et avec une grande
foiblesse. Il vomit beaucoup de matière

porracée, délayée, et trois grands lombrics vivans. Ce vomissement fit aussitôt disparoître la gêne mentionnée, et le malade reprit un air de gaieté. Pendant la journée, il fit six ou sept selles en une heure ; les matières en étoient jaunes, vertes, rouges et blanches. Le soir, je le trouvai sans oppression au creux de l'estomac, mais ayant le corps et l'esprit extrèmement abattus. Je lui fis prendre un cordial adapté aux circonstances : il s'en trouva très-bien, dormit par intervalles dans la nuit, et ne fit que deux selles par heure : les matières étoient de même nature. Le onzième jour je ne le vis qu'à midi ; et j'aperçus sur son visage une sérénité que je n'avois pas encore vue ; sa voix s'étoit beaucoup fortifiée. Il n'avoit fait que deux selles par heure : elles étoient un peu sanguinolentes. La fièvre me parut très-modérée. Toute la nuit, jusqu'au matin même, il fut extraordinairement gai, joyeux et libre de toute douleur.

Le douzième jour, il eut encore quelque chagrin ; et cela lui coûta la vie. Ses yeux et son visage étoient entièrement jaunes, son regard farouche, et son ame plongée dans la plus noire mélancolie. Chaque heure il fit deux ou trois selles ;

il eut un peu de fièvre, une grande ardeur d'urine; mais il n'avoit point de
douleur dans le bas-ventre, ni le moindre ténesme. Pendant la nuit, il ne fit
que deux selles par heure, n'eut point
de sommeil, mais eut beaucoup d'inquiétudes; cependant l'ardeur d'urine
disparut. Le treizième jour, il fit deux
selles par heure, et sans douleur au bas-
ventre : son visage étoit jaune; il avoit
une forte toux, un enrouement assez
grand, beaucoup de difficulté à avaler;
le pouls étoit un peu plus fréquent que
dans l'état naturel, et l'esprit fort abattu.
La nuit, il fit deux selles par heure,
rendit un grand lombric, qui étoit le dix-
septième depuis sa maladie; il n'eut
point de douleur au bas-ventre, mais
une toux continuelle. Le quatorze, au
matin, il avoit une toux si grande, qu'à
peine il pouvoit parler : il étoit fort en-
roué, avoit les yeux très-jaunes, l'esprit
présent, il est vrai, mais très-abattu;
point de douleur au bas-ventre, point
de ténesme, mais un serrement des plus
pénibles à la poitrine. Jusqu'à midi, les
selles furent une eau jaunâtre, mais sans
sang. A quatre heures du soir, il eut peu
de selles, une grande oppression à la poitrine, une toux violente et continuelle,

un pouls lent et foible, des regards farouches, une voix très-enrouée. Depuis quatre jusqu'à sept heures, il eut deux selles d'une eau jaunâtre. A sept heures il éprouva une perte totale de la voix, de l'assoupissement; il avoit peu de présence d'esprit, il fit quelques réponses avec beaucoup de peine, sa respiration étoit difficile, son pouls très - foible et presque pas plus fréquent qu'en santé; il avoit un léger râle; et sa langue étoit d'un brun noirâtre. A dix heures du soir, il mourut.

Ainsi la violence de la plus vive des passions fit dégénérer une dyssenterie putride en une dyssenterie maligne; et au moment que les symptômes de malignité commençoient à paroître, un nouveau mouvement de colère causa un épanchement de bile qui se transporta sur la poitrine, et causa la mort du sujet. Cet événement n'est pas extraordinaire.

Je vais faire à présent quelques observations sur la conduite qu'il faut tenir, lorsque la cure est incomplette, lorsqu'on craint les rechutes, ou lorsqu'elles ont lieu. Dans le premier cas, Pringle conseille le même régime que pendant la maladie, et de plus quelques médica-

mens légérement astringens. Pour remplir les vues de ces médicamens, il se
servoit d'eau de chaux, dont il faisoit
prendre seize onces tous les jours, avec
autant de lait bouilli : quelquefois il trouvoit que le quinquina n'étoit pas moins
efficace, en l'ajoutant à l'extrait de bois
de campêche ou à la teinture de cachou.
Mais il me semble que la teinture seule
de rhubarbe peut remplir ces vues ; et
Monro a remarqué, comme moi, que
la rhubarbe étoit très-avantageuse à la
fin de la maladie, quoiqu'au commencement elle ne répondît pas à l'attente.
Eller conseilloit de légers astringens et
fortifians, mêlés de quelques anodins,
à la fin de la maladie, lorsque la diminution considérable ou la cessation réelle
des tranchées indiquoient l'expulsion
suffisante de toute matière acrimonieuse.
Ces médicamens étoient la cascarille en
poudre, ou l'extrait qui en étoit fait avec
de l'eau simple de cannelle, et l'addition
de l'extrait d'écorce d'oranges, et un peu
de pilules de cynoglosse. Néanmoins,
aux moindres douleurs de ventre, il avoit
recours à la rhubarbe et à la manne, et se
faisoit une maxime de répéter ces médicamens toutes les fois que les douleurs se
renouveloient, de peur que les humeurs

acrimonieuses, amassées peu à peu, ne jouassent un nouveau rôle.

Dans les rechutes, il faut, selon les forces du malade, réitérer ce que l'on a fait lors de la première maladie, et bien se souvenir de ne pas présumer trop ou trop peu de force dans les malades. Dans l'épidémie de 1766, je vis retomber des enfans pour avoir quitté trop tôt les médicamens. Quelques adultes retombèrent aussi pour s'être exposés trop tôt à un air humide, avoir pris trop tôt des alimens de difficile digestion, ou pour s'être mis en colère. J'ai guéri les enfans avec la manne, la teinture de rhubarbe et le lait d'amandes; et les adultes avec la crême de tartre et la rhubarbe, ou même avec ce sel seul : quelquefois j'eus recours à l'ipécacuanha.

Une fille de Brugg, d'environ trente ans, fut trempée de pluie pendant un jour entier pendant la vendange, et incontinent prise d'une violente dyssenterie. Je lui donnai quarante grains d'ipécacuanha, et autant de ce sel acide en une dose ; deux heures après, une drachme de rhubarbe en poudre, avec autant du même sel pour une dose ; ce qui lui fit rendre une quantité considérable de matière bilieuse par haut et par bas, avec de grandes douleurs. Le second jour je lui donnai une once et demie de sel de Sedlitz ; ce qui fit encore évacuer une quantité étonnante de bile, mais avec beaucoup de soulagement. Je prescrivis pour la nuit une demi-once de crême de tartre dans une pinte d'eau d'orge, et les douleurs cessèrent entièrement.

Le troisième jour elle se crut guérie, partit le lendemain dès l'aurore pour son travail dans un endroit fort humide : elle ne put y rester qu'une heure, et s'en revint avec un violent frisson fiévreux, et des tranchées si douloureuses, qu'elle se tordoit dans son lit, jetant des cris affreux. Je lui donnai quarante grains d'ipécacuanha et autant de crême de tartre partagés en quatre doses, une à prendre toutes les heures avec autant d'infusion de camomille ; ce qui lui suscita, mais sans mal-aise, un seul vomissement, avec soulagement, et plusieurs selles. J'ordonnai pour la nuit demi-once de crême de tartre avec la boisson d'orge. Insensiblement la malade se sentit beaucoup mieux, à proportion des selles qu'elle fit. Le quatrième jour elle voulut encore sortir le matin, et quitter tout médicament. Je l'obligeai de garder le logis, ne lui prescrivant pour toute la journée que du lait d'amandes. Les selles ne furent plus fréquentes : les douleurs étoient très-peu de chose. Sur le soir elle se mit en colère ; les douleurs la reprirent bientôt, trois fois plus fortes. Le cinquième jour je lui donnai un peu plus d'un gros de rhubarbe en poudre ; et autant de crême de tartre en deux doses, qui firent beaucoup évacuer, et terminèrent la maladie.

Outre ce que je viens de dire dans cette section sur la cure d'une dyssenterie bilieuse, j'indiquerai encore une cure générale à laquelle il faut faire attention, et que je recommande d'essayer, quoiqu'elle ne s'accorde pas du tout avec mes sentimens : car je dois tout à la vérité, et rien à mon opinion. Cette méthode a été suivie à Londres en 1762, par le docteur Duncan, l'un des médecins actuels du roi d'Angleterre.

Il faisoit plus ou moins tirer de sang aux sujets sanguins, ou qui avoient une grande fièvre, et donnoit ensuite, toutes les demi-heures, quatre onces du julep suivant, jusqu'à ce qu'on vomît, ou qu'on allât à la selle. ℞ De tartre émétique, *grains* iij ; de manne, *onces* ij ; faites fondre dans une livre d'eau d'orge. Dès le jour suivant il faisoit prendre, pendant cinq ou six jours, d'une potion de manne, de tamarin, de tartre soluble, autant qu'il en falloit pour faire bien évacuer. Lorsque les tranchées et l'irritation étoient considérables, il trouvoit que la manne dissoute dans un lait d'amandes étoit suffisante. Si les tranchées étoient trop vives, il tiroit un grand avantage d'un lavement de bouillon de poule, ou d'infusion de graine de lin, en y joignant deux onces d'huile d'amandes douces, délayées avec un jaune d'œuf; et cela une ou deux fois par jour. En général il voyoit avec d'autant plus de contentement une abondante évacuation en une selle, qu'il parvenoit à cela par une méthode très-douce. C'est de cette manière qu'il a souvent guéri en peu de jours cette maladie, et sans prescrire de médicamens ultérieurs. Si la maladie passoit cinq ou six jours, il faisoit jeter dans les lavemens trente ou quarante gouttes de teinture d'opium, et prendre trois fois par jour de l'extrait de bois de campêche dans une boisson appropriée. Il ne permettoit pour aliment que le gruau de riz, le sagou, l'eau panée et autres choses semblables; défendant la viande, même le bouillon de poule au commencement de la maladie, et sur-tout l'huile, le beurre et la graisse. Pour boisson ordinaire, il ordonnoit le lait d'amandes, l'eau de riz, ou l'eau d'orge avec un peu de gomme arabique. De quatre-vingts malades il n'en vit alors mourir qu'un, qui étoit mourant quand il fut appelé. Les autres guérirent par cette méthode.

Enfin je conclus par deux mots concernant quelques moyens curatifs, et quelques méthodes condamnables dans la dyssenterie bilieuse. On doit rejeter les vomitifs et les purgatifs trop actifs, parce qu'ils causent de trop grandes secousses au corps, précipitent tous les fluides dans les intestins, dépravent les digestions, affoiblissent les intestins et quelquefois y occasionnent de petits ulcères qui finissent par une diarrhée incurable. La scammonée, l'aloès et tous les purgatifs résineux sont mauvais, et augmentent les douleurs de ventre. Plusieurs médecins prescrivirent le nitre dans les dyssenteries considérables de la Suisse, parce qu'il y avoit de la fièvre, et qu'ils s'imaginoient que toute fièvre exige du nitre. Tissot a fait voir que le nitre est plus nuisible qu'utile dans les fièvres putrides, qu'il augmente la putridité plutôt qu'il ne la diminue, en ce qu'il dissout davantage la matière putride, et la rend plus capable de passer dans le sang, au lieu de l'expulser convenablement. Je regarde donc le nitre au moins comme inutile dans la dyssenterie bilieuse, puisqu'il ne procure aucun avantage réel dans la cure de la maladie; selon le jugement même de M. Hirtzel, cet homme si clairvoyant au lit des malades dans les causes des maladies, et si zélé antagoniste des empiriques.

CHAPITRE V.

Traitement de la Dyssenterie maligne.

La dyssenterie maligne mérite également la plus grande attention, tant en elle-même qu'en particulier, par rapport à la cure, vu que cette cure est opposée à celle de toutes les autres espèces. Le Traité de Dyssenterie de M. Rahn ne nous présente à cet égard que des réflexions fort obscures sur les idées différentielles qu'on doit avoir de cette espèce particulière de dyssenterie. Ce n'est que par des recettes qu'on déterminera précisément les notions différentielles qu'il faut avoir pour bien reconnoître et guérir avec raisonnement cette espèce de dyssenterie ; et suivant le rapport de Grubert, nombre de malades ne moururent à Zurich, dans l'épidémie de 1746, que parce que quantité de routiniers se présentoient une recette à la main, et méconnoissoient ainsi la vérité, toujours proscrite du code de l'empirisme.

Pour guérir une dyssenterie maligne, il faut d'abord un air pur. L'on a remarqué dans les armées qu'il mouroit moins de monde de cette dangereuse maladie, lorsque les malades étoient plus dispersés, et qu'on procuroit aux hôpitaux un air plus pur que d'ordinaire. Les soldats se trouvoient toujours mieux dans les endroits où l'air pouvoit circuler librement. Le grand danger vient donc surtout de l'impureté de l'air; inconvénient auquel on ne peut obvier ni par le régime, ni par les médicamens : la netteté et la propreté ne sont donc pas moins essentielles dans ces cas-ci à tous égards. On a encore remarqué dans les hôpitaux militaires, qu'il faut non - seulement choisir les endroits spacieux et les plus aérés, et n'y mettre que le moins de malades qu'il est possible, mais encore qu'il faut tenir ces hôpitaux dans une extrême propreté. Si l'on manque à cela, la malignité gagne plus de malades, et il en meurt un grand nombre, et les meilleurs médicamens sont sans effet. Lorsque cette contagion est une fois considérable, il faut les plus grands soins, et même beaucoup de temps, pour pouvoir s'en délivrer entièrement.

Ces observations faites dans les armées passeront peut-être pour inutiles dans nos cantons. Mais j'ai déjà démontré, dans mon Traité de l'Expérience, ce qui peut résulter de la malpropreté dans des lieux étroits, et où il se trouve plusieurs malades à côté les uns des autres, sur-tout si l'on fait attention aux vaisseaux infects où ils se soulagent. On voit donc qu'il y a aussi chez nous des circonstances où la dyssenterie est très-contagieuse par la corruption de l'air, et qu'elle devient même nécessairement maligne, étant d'elle-même si propre à faire éclore une fièvre maligne. Il n'est donc pas douteux qu'en 1750, il courut une fièvre de ce caractère en plusieurs endroits du canton de Berne ; mais sur-tout en 1749 et en 1751, qu'il mourut tant de monde de la dyssenterie dans ce canton.

Il y a même toujours çà et là, dans les épidémies dyssentériques sans caractère de malignité, de même que dans les épidémies de fièvres malignes, des dyssenteries malignes où il est essentiel de ne pas oublier cette règle. Comme on voit les maladies malignes devenir plus fréquentes en Suisse, il viendra peut-être malheureusement un temps où l'on fera plus d'attention à ce principe.

Quelquefois il faut se garder de faire évacuer dans ces dyssenteries ; quelquefois aussi les vomitifs sont nuisibles au commencement, et l'on peut s'y servir de purgatifs avec avantage. Assez souvent il faut d'abord un vomitif, et purger immédiatement après. On fait çà et là ouvrir la veine au commencement même des fièvres malignes, parce que l'on ne connoît pas bien la maladie, lorsque le mal de tête est considérable, et le pouls fréquent et plein. On réitère même la saignée, lorsqu'il survient un point de côté, ou de grandes douleurs aux intestins, si le malade est fort, et si l'on remarque une pléthore sanguine dans le temps où l'on pourroit donner le quinquina ; mais on a aussi observé, entr'autres circonstances, que la saignée est nuisible, et affoiblit trop les malades.

On a fait usage de la saignée en Suisse, sans trop de réflexions, dans les dyssenteries malignes; et l'on a vu mourir les malades d'une manière déplorable. M. Baldinger nous dit que la saignée, en pareilles circonstances, n'a pas été salutaire à l'armée prussienne dans la dernière guerre; pour moi je ne l'ai pas mise en usage dans la dyssenterie maligne, parce que je l'ai trouvée peu nécessaire dans la dyssenterie bilieuse.

Il faut aussi s'abstenir des vomitifs et des purgatifs, lorsque les selles sont aqueuses, et si fréquentes, que les malades sont comme mourans deux heures après l'invasion de la maladie, et meurent même. Dans ces cas-là, il faut aussitôt recourir aux cordiaux et aux astringens.

On doit aussi laisser de côté les vomitifs, conditionnellement, lorsque l'expérience fait voir qu'en certaines circonstances et en certains temps ils sont préjudiciables. Dans l'épidémie dyssentérique maligne qui régna en Saxe en 1746, et que Vater nous a si bien détaillée, l'ipécacuanha fut manifestement nuisible au commencement de la maladie, et au contraire fut très-avantageux dans les suites. On a également trouvé les vomitifs nuisibles dans la dyssenterie beaucoup moins maligne de Zurich, en 1746 (car il ne s'agit pas ici de leurs effets dans les dyssenteries bénignes). Sigesbeck nous donne le détail d'une dyssenterie maligne qu'il a observée en 1717 (1), et dans laquelle l'ipécacuanha le mieux choisi, qui fait vomir dans tous les cas, n'a point fait vomir, quoique donné au commencement de la maladie, lors même que le malade avoit réellement des envies de vomir.

Dans l'épidémie de 1766, je vis aussi prendre à Brugg vingt grains d'ipécacuanha, sans aucun effet, chez un enfant de sept ans pris d'une dyssenterie extrêmement maligne; un purgatif donné immédiatement après ne procura non plus aucune selle. Le second jour il alla souvent à la selle, et ne rendit presque rien qu'un grand ver. Je lui trouvai une physionomie extraordinaire, et les yeux aussi immobiles qu'un crystal. Il avoit la tête extrêmement lourde et entreprise; tout lui étoit indifférent; il sembloit même ne songer à ses douleurs de ventre que lorsque je lui en parlois. J'eus beau

_____

(1) Épidémies de Breslaw.

le palper par tout le corps, je ne lui sentis pas le pouls. A onze heures de la nuit, il étoit tout froid, avoit souvent des mouvemens convulsifs aux yeux, alloit quatre ou cinq fois à la selle en une heure. Les matières étoient noires, et n'auroient pas rempli une cuiller à café. Le troisième jour au matin je le trouvai dans la même stupeur : il avoit les lèvres pâles, les yeux hagards, la langue brune ; je ne lui sentis le pouls nulle part, cependant il n'avoit aucun membre de froid ; il jetoit souvent de profonds soupirs, et me dit, de l'air le plus indifférent, qu'il souffroit beaucoup dans le ventre ; je lui remarquai sur les mains, les bras, le dos, le cou, la poitrine, des milliers de très-petites taches brunes bleuâtres, des pétéchies de très-mauvais caractère. Je le revis à deux heures après midi : il alloit souvent à la selle, mais ne rendoit pas plus qu'auparavant. A quatre heures il se refroidissoit de temps en temps. Les taches me parurent plus pâles : il alloit moins à la selle, et n'y rendoit rien. A six heures du soir je le trouvai dans le même état, dans la même indifférence pour ses douleurs qui continuoient. Il alloit souvent à la selle avec beaucoup de peine, et sans rien rendre. Depuis neuf heures jusqu'à

onze de la nuit, il répondoit encore lorsqu'on lui parloit, mais avec l'indifférence
la plus grande, et il mourut à deux heures et demie de la nuit, sans autres symptômes que ceux-ci.

Ainsi, lorsque les vomitifs ne conviennent pas, il faut s'en tenir aux purgatifs ; et si ceux-ci ne font rien, comme
dans le cas précédent, on sollicite les
sueurs, pour peu que la nature paroisse
prendre cette voie. Vater donna dès le
commencement de doux et quelquefois de forts purgatifs, dans l'épidémie
cruelle de la Saxe : les doux purgatifs à
ceux qui alloient fréquemment à la selle,
et les forts à ceux qui, avec un ténesme
assez considérable, n'y alloient point
du tout; mais, dans ce dernier cas même,
il s'en tenoit aux doux purgatifs, si les
selles étoient trop douloureuses. Trois
ou quatre heures après, il avoit soin
de donner quelque chose de fortifiant,
et réitéroit cette manœuvre tous les
jours. Dans l'épidémie de Zurich, l'habile M. Landolt donna des sudorifiques
dès le commencement de la maladie,
sans même qu'il y eût déjà des tranchées
ou un cours de ventre ; et par cette conduite il fit sortir le virus par des taches
morbifiques avec de bons succès. Mais,

lorsque les malades ne l'appelèrent que le quatrième jour, il prescrivit la rhubarbe, et après cela les sudorifiques. Peut-être ne s'est-il pas fait d'éruption cutanée par cette seconde manœuvre : car M. Grubert ne le dit pas. Je sais cependant par mon expérience, et par celle d'autrui, comme je le ferai voir ailleurs par de bonnes observations, qu'on peut éviter les éruptions, si l'on fait évacuer à propos dès le commencement.

Il est au moins aussi important de vider l'estomac que les intestins, lorsqu'il y a une quantité considérable de matière corrompue; ce qui cependant n'arrive pas toujours. Il le faut faire sur-tout lorsque la cause d'un affoiblissement subit réside dans l'estomac. On emploie l'ipécacuanha dans les fièvres malignes, sur-tout quand les sujets éprouvent un mal-aise ; et en général ils s'en trouvent mieux pour quelques heures. On donne ce médicament dès le commencement, et si on l'a négligé alors, il peut encore être utile le huitième, le neuvième et le vingtième jour, comme on l'a vu dans les fièvres malignes. On peut en général le donner au premier état de la maladie, s'il n'y a pas d'inflammation, et si le malade a encore quelques forces. On le réitère aussi bien dans le cours de la maladie, lorsque les dégoûts et les malaises reparoissent, ou que les selles sont très-fétides. Huxham a souvent vu un mieux étonnant après un vomissement et une selle, le huitième et le neuvième jour d'une fièvre maligne. Brocklesby a pareillement remarqué que les doux vomitifs sont encore utiles au septième et au huitième jour de ces fièvres, pourvu qu'on les administre avec circonspection. Rien de plus lumineux que ce que nous dit Baldinger touchant l'évacuation des humeurs corrompues, dans la fièvre des soldats prussiens, fièvre que les médecins allemands appellent catharrale maligne, et que j'appelle simplement maligne.

Cependant il ne faut pas toujours s'arrêter à l'expérience sans restriction, relativement à la cure des fièvres malignes. Il est vrai que l'ipécacuanha est le remède essentiel de ces espèces de fièvres ; mais il est important de le donner au commencement comme vomitif, et avant que toutes les humeurs séreuses se soient fixées sur les intestins. On favorise son effet avec une infusion de camomille, qui est préférable à toute autre dans cette maladie, par rapport à sa grande vertu anti-putride. Sept ou huit heures après avoir ainsi fait vomir, on administre la rhubarbe pour solliciter les selles.

Quelques habiles médecins ne se font aucun scrupule d'employer la manne, le sel amer, l'huile, ou tout autre doux purgatif; mais ils prescrivent pour la nuit un doux anodin préparé avec de l'opium, pour calmer les douleurs et procurer du repos. Ils réitèrent ces purgatifs le troisième ou le quatrième jour, de peur que les matières corrompues ne s'amassent dans les intestins. Monro n'hésite pas de prescrire de temps en temps de légers purgatifs pendant tout le cours des dyssenteries malignes, lorsque d'ailleurs il a fait tout ce qu'exige le traitement de ces maladies. L'habile Baldinger ordonnoit aussi à ses soldats malades un purgatif, aussi long-temps qu'il se faisoit sentir des tranchées. Il a aussi très-bien aperçu le vrai usage de l'ipécacuanha qu'il ordonnoit mêlé, à parties égales, avec la rhubarbe, à la dose de vingt grains le premier jour, et ensuite à la dose de cinq grains trois fois par jour.

Mais, après avoir fait évacuer avec ce mélange, il vaut peut-être mieux

employer l'ipécacuanha seul , sur-tout
par rapport à sa vertu anti-septique , et
aux grands avantages qui résultent de
son usage dans le traitement des maladies malignes. On doit le donner à petites doses , comme deux, trois, ou au
plus quatre grains toutes les heures, dans
une tasse de bouillon de poulet ou de
veau mêlé avec le précédent, et un peu
de racine de scorsonère, ou de chervi,
ou de céleri.

Ces bouillons doivent faire la seule
nourriture , dans la vue de fortifier ,
quoique je les défende d'ailleurs dans
la dyssenterie bilieuse. En effet, la corruption des humeurs paroît, dans les
fièvres malignes, être différente , et en
degrés et par son caractère, de la corruption qui a lieu dans les fièvres bilieuses. La différence des médicamens que
l'on emploie dans la dyssenterie bilieuse
ou maligne, justifie cette différence du
régime ; d'ailleurs il est essentiel de soutenir les forces dans la dyssenterie maligne, par ce qui les soutient selon l'expérience : or, cela se fait toujours avec
le bouillon de poule, qui opère cependant
dant un effet contraire dans d'autres cas.
Si l'on voit qu'il faille soutenir plus efficacement les forces, on fait bouillir un

peu de mie de pain dans ce bouillon, et
l'on donne, immédiatement après ce
bouillon, toutes les quatre heures, une
cuillerée de bon vin vieux blanc, mais
pas trop échauffant. Le vin de Fran-
conie, de Moselle et du Rhin, aux Allemands; le vin du marquisat de Baden,
ou de la Côte, à nous autres Suisses; et
aux François le vin de Grave : ce sont
là les vins les plus convenables, à cause
de leur vertu cordiale et en même temps
anti-septique.

Le vin fait, dans cette dyssenterie,
autant de bien qu'il fait du mal dans les
autres espèces, quoique plusieurs phi-
losophes suisses, peu instruits en médecine, ne voient pas plus cela que le
peu d'importance de quelques dyssenteries, et la malignité des autres. Ce sont
cependant ces gens qui s'imaginent ren-
verser les fondemens de la médecine,
et avoir droit de reprocher aux médecins l'incertitude de leur art.

Suivant les expériences de Pringle,
rien n'a surpassé les avantages du vin
dans les fièvres malignes. Les malades
montroient une envie particulière pour
quelque chose de fortifiant, lorsque
la fièvre traînoit en longueur, et rien
ne leur fut si utile que le vin. Ils ne

demandoient aucun aliment ; mais ils
prenoient volontiers un peu de soupe
de mie de pain, lorsqu'on y joignoit un
peu de vin. Ceux au contraire qui, avec
la foiblesse de la voix, des regards farouches, des soubresauts aux tendons
et des gestes involontaires, étoient dans
le trouble, ne s'accommodèrent pas du
vin, ni d'aucun médicament échauffant,
ni des cordiaux ordinaires. Or, Pringle
veut qu'en général on traite les dyssenteries malignes comme les fièvres malignes, et conseille aussi le vin dans ces
dyssenteries en certaines circonstances,
et l'approuve en général dans cette maladie lors de l'abattement des forces, et
quand les malades ont une voix foible
et traînante. Néanmoins il ajoute qu'il
ne faut jamais compter sur l'effet du vin
avant d'en avoir fait l'essai. Monro se
servit aussi de vin avec d'heureuses suites ; les meilleurs médecins de l'Angleterre s'accordent à cet égard. Van-Swieten prescrit pour chaque heure, dans
les dyssenteries malignes, une once
d'une potion faite de demi-livre de vin,
d'une livre et demie d'eau d'orge, d'une
once d'eau de cannelle et de six drachmes de sucre.

On donnoit autrefois des boissons

acides dans les fièvres malignes, autant
que l'estomac et les intestins pouvoient
le souffrir; mais l'expérience nous a fait
voir que les acides en eux-mêmes sont
nuisibles dans ces fièvres, et sur-tout
dans la dyssenterie maligne. L'habile
docteur Schinz de Zurich y craint même les fruits par des raisons plausibles,
quoique Vater ait vu une dyssenterie
maligne se guérir avec des prunes de
Damas crues. Les intestins sont si affoiblis dans les dyssenteries malignes,
par le poison qui s'y attache, qu'il n'est
pas possible que les malades soutiennent la même quantité de boisson, ou
des boissons aussi émollientes, que dans
les autres espèces de dyssenteries. Une
trop grande quantité de boisson n'y
passe pas : elle augmente les inquiétudes, tend le ventre et retient les urines.
La même chose arrive avec des boissons
simplement émollientes; et outre cela
les forces s'en affoiblissent davantage.
Cette perte de forces est aussi la raison
pourquoi l'usage des acides sans mélange, qui sont d'ailleurs le contre-poison de la putridité, nuisent plus qu'ils
ne sont utiles dans les dyssenteries malignes. Les boissons ne doivent donc
pas être trop abondantes, ni trop

émollientes, ni trop acides. Une boisson faite avec une orange amère fraîche coupée par tranches, saupoudrées d'un peu de sucre, sur quoi l'on verse de l'eau bouillante, réunit ici toutes les qualités requises. L'écorce en est aromatique, le zeste a une amertume fortifiante, le jus en est acide; et tout cela réuni ne peut que produire de très-bons effets. On peut aussi préparer d'autres boissons analogues, en jetant quelque amer et un peu d'acide dans de l'eau; mais si les forces sont extrêmement abattues, on ne doit se servir d'aucun acide que de vin.

Les lavemens purgatifs émolliens, et sur-tout ceux où l'on joint quelque corps gras, sont préjudiciables. Jamais on ne doit réitérer souvent les lavemens, ni les donner copieux, ou au-delà de sept à huit onces. Ceux qui conviennent ici sont ceux que l'on fait de décoction de plantes et de fleurs amères, comme de camomille, de mélilot, et de trefle d'eau.

Les médecins qui remarquèrent les premiers que les vésicules séreuses qui paroissoient à la peau étoient avantageuses, sans cependant savoir qu'il y a dans Hippocrate des exemples de cours de ventre changés en maladies cutanées, et que Thémison avoit déjà conseillé les ventouses; ces médecins, dis-je, firent appliquer les ventouses avec les meilleures suites. D'autres, selon la méthode d'Hippocrate, suivie en cela si généralement dans les seizième et dix-septième siècles, firent appliquer un fer rouge sur les bras, les cuisses, les jambes; ce qui fut le seul moyen curatif triomphant pendant l'épidémie cruelle, accompagnée de taches noires par tout le corps, laquelle se répandit en Angleterre en 1513. On sait de notre temps être autant et même plus utile, en causant moins de douleurs. Galien avoit déjà conseillé contre la dyssenterie tout ce qui peut pousser la matière morbifique à la peau, et nombre de personnes l'ont suivi en ce point de doctrine (1). Restaurand fit connoître, il y a quatre-vingt-dix ans, différentes observations concernant des dyssenteries et des cours de ventre opiniâtres, et guérissoit ces maladies non-seulement avec un fer rouge, mais même avec des vésicatoires. Gottlieb Bonnet assure que le remède le plus puissant qu'il sait pour attirer à la peau, étoit les vésicatoires.

____

(1) Et sans plus distinguer que lui.

Mais, autant que je sache, on n'a pas suivi ces indices : car Pringle et Monro ne se servoient de vésicatoires que dans la vue de calmer les douleurs. Deux des plus habiles médecins cliniques, MM. Tissot et Hirzel de Zurich, ont la gloire d'avoir renouvelé les premiers l'usage des vésicatoires dans les dyssenteries malignes, sans que l'un sût que l'autre l'avoit fait. M. Hirzel commença sur une femme qui avoit des convulsions et des défaillances à chaque quart d'heure dans une dyssenterie maligne, et qui, dans les intervalles, étoit dans un trouble continuel : il la guérit de cette maladie, sur-tout par les vésicatoires, et fit une cure des plus remarquables, mais peu considérable dans la pratique de cet habile homme, qui en fait nombre d'autres plus éclatantes presque tous les jours. Tissot, après avoir vu les avantages de ces emplâtres en nombre de cas, comme la diminution des selles et des anxiétés, et en outre l'augmentation' subséquente des forces, n'en omet jamais l'usage depuis; qu'il paroisse dans les selles un sang pur ou délayé.

Mais quelquefois tous ces moyens curatifs ne sont pas suffisans lorsque le pouls devient profond, que les forces s'abattent entièrement, et que le malade est fort entrepris. La maladie demande alors tous les secours qui sont nécessaires dans les fièvres malignes. De ce nombre est sur-tout le quinquina.

On sait avec quel succès M. de Haën s'est servi du quinquina dans les fièvres malignes, et quel mérite il s'est fait en déterminant la méthode qu'il faut suivre pour l'administrer. Monro a suivi ces avis à l'armée angloise en Allemagne, et a sur-tout administré le quinquina à forte dose dans les fièvres malignes. Il traita ainsi plus de cent cinquante soldats ; et quoiqu'il n'ait pas également réussi avec tous, il a cependant trouvé ce médicament le meilleur de tous ceux qu'il a employés. Un des plus habiles médecins de notre siècle, M. Médicus, de Manheim (1), m'a pareillement confirmé de vive voix l'avantage du quinquina, pendant que je faisois imprimer cet ouvrage. J'aurai lieu de placer ailleurs les succès de mes propres expériences, et l'on verra les succès du quinquina administré dans les fièvres

---

(1) Cet habile médecin s'est fait la plus grande réputation chez l'étranger, par son ouvrage allemand intitulé *Histoire des Maladies chroniques.*

malignes, lorsque la matière putride a été convenablement évacuée.

Degner, si méritant à tant d'égards, jugea cependant bien peu sensément de l'usage du quinquina dans les dyssenteries, parce que plusieurs barbiers-chirurgiens des armées avoient fait périr nombre de [soldats par l'usage imprudent de ce médicament. Je sais que le grand nombre des chirurgiens n'entend rien à l'usage convenable du quinquina ; mais cela n'empêche pas que d'habiles médecins ne l'emploient encore tous les jours avec avantage dans les dyssenteries malignes. Dès que les pétéchies paroissoient, ou que la fièvre commençoit à diminuer, Monro donnoit toutes les quatre ou six heures une drachme d'électuaire, à parties égales de quinquina et de diascordium, ou demi-drachme de quinquina en poudre, ou vingt grains de l'extrait dans l'esprit de Minderer, avec cinq ou six gouttes de teinture d'opium : le soir il prescrivoit encore un médicament préparé de l'opium, à proportion des suites de la dose précédente et du nombre des selles. Monro ne fut pas heureux, il est vrai, avec tous ses malades, mais il trouva cette méthode la meilleure de celles qu'il avoit essayées. Tissot donne, dans les dyssenteries malignes, l'extrait de quinquina dissous dans une eau de fleurs d'oranges, mais toujours à petites doses, et jamais plus de deux drachmes dans l'espace de vingt-quatre heures.

Le quinquina est utile sur-tout lorsque la gangrène se manifeste à quelques parties externes du corps ; ce qui arrive assez souvent dans les dyssenteries malignes. M. Baldinger, cet homme si habile et si clairvoyant, a remarqué à l'armée prussienne dans la dernière guerre, que la gangrène, dans les fièvres et les cours de ventre, se manifestoit d'abord à la pointe du nez, que tout le cartilage y devenoit d'un rouge terne, se portoit de là aux yeux, ensuite aux joues, et devenoit mortelle en moins de cinq ou six heures.

Un événement remarquable, dont j'ai été instruit en Angleterre, mérite de trouver place ici. Une jeune veuve encore fraîche, d'un moyen âge et bien portante, fut prise d'une dyssenterie dont elle fut fort molestée pendant trois semaines. Elle négligea les purgations nécessaires, et fut prise aux deux jambes et aux deux pieds de tiraillemens des plus douloureux, mais sur-tout à

une jambe, que le médecin trouva froide
et roide. On lui administra sur le champ
la boisson composée de sénéka ou de
serpentaire de Virginie, de la pharmacopée d'Edimbourg, et l'on mit de forts
aromates en cataplasmes sur les jambes
et les pieds. Malgré cela tous les orteils
s'étoient gangrenés autour de la première phalange. La gangrène gagna le
bord du pied en se glissant sous les petits
orteils, et il parut une tache d'un jaune
livide sur le pied au coin des gros orteils. La dyssenterie continuoit toujours
avec violence; pour lors on fit prendre
à la malade une décoction de quinquina, et elle la continua long-temps. Ceci
arrêta la gangrène. Il parut une légère
inflammation autour des parties gangrenées; la tache jaune livide devint
d'abord d'un jaune clair, et reprit insensiblement la couleur naturelle de la
peau.

Les selles et les tranchées diminuèrent insensiblement; les selles devinrent naturelles sans l'aide d'aucun autre
purgatif, ou d'autres médicamens anti-
dyssentériques, que la rhubarbe bouillie
avec le quinquina. Les chairs gangrenées se séparèrent çà et là jusqu'aux car-
tilages, et la malade fut guérie.

Le camphre n'est pas moins utile que le quinquina dans les dyssenteries malignes pour relever les forces ; il résiste aussi très-puissamment à la putridité, et augmente l'efficacité du quinquina, selon les expériences de M. Baldinger, et fortifie sa vertu anti-septique. On joint très-bien le camphre à l'extrait de quinquina et à l'ipécacuanha, et on peut les administrer tous trois en même temps dans une mixture ou dans un bol, ou même après qu'on a fait usage de l'ipécacuanha pour faire évacuer des humeurs glaireuses, et lorsque ces humeurs, ayant cessé, le ventre est devenu mollet. Or, c'est sur-tout en pareil cas que l'ipécacuanha devient utile. Cependant il ne faut donner le camphre et l'extrait de quinquina qu'à petites doses, et ne pas passer seize grains en vingt-quatre heures. On se sert aussi dans les mêmes vues, et avec de bons succès, d'un coupon de flanelle trempé dans une décoction amère et thériacale, que l'on applique ensuite chaud sur le bas-ventre et l'estomac ; ou même on y met un emplâtre de thériaque seule.

Lorsque dans les fièvres malignes surtout, et malgré l'usage du quinquina et du vin, le pouls s'abattoit et qu'il survenoit de mauvais symptômes avec un délire, Monro laissoit le quinquina, donnoit un cordial avec quinze grains de musc, et faisoit bouillir de la cannelle dans le vin. Le lendemain les malades se trouvoient mieux, la peau étoit moite, le pouls s'élevoit, les symptômes de la fièvre disparoissoient peu à peu par l'usage continué des mêmes médicamens, et les malades se rétablissoient. Les confections cordiales, le sénéka et autres médicamens semblables, produisirent le même effet.

Je ne fais ce détail que pour marquer, par un seul trait, la nature différente d'une fièvre maligne, en faveur de ceux qui confondent ensemble toutes les fièvres, et les traitent ainsi *in globo* avec la même mixture. On sait les avantages que Bontius a tirés de l'extrait de safran dans les dyssenteries malignes, et combien cet extrait a été préconisé par rapport à sa vertu anti-septique et cordiale, d'après les expériences de Pringle. Mais je tremble quand je pense aux meurtres que commettoient d'ignorans routiniers qui ne connoissent que les recettes, s'ils venoient à se servir de tous ces remèdes, vu qu'ils ne connoissent ni les maladies, ni les différences des cas qui se rencontrent tous les jours dans des circonstances qui leur paroissent par-tout les mêmes.

Les médicamens styptiques et obstruans sont réellement utiles, sur-tout dans les fièvres malignes et dans les dyssenteries de même nature, en certaines circonstances bien comprises. Plusieurs sujets attaqués de fièvre maligne ont quelquefois une diarrhée, dont la fin est rarement avantageuse ; quelques-uns même sont aussi pris alors de la dyssenterie. Une diarrhée qui n'abat pas trop le malade est en général assez avantageuse, sur-tout à l'état de la maladie, ou vers la fin. Mais une forte dyssenterie, ou une diarrhée qui dégénère en dyssenterie, est extrêmement dangereuse : car si tout ce qui supprime les selles augmente la fièvre, il est également vrai que, dans le cas contraire, le cours de ventre continuel abat le malade, et le précipite dans le tombeau. Dans ce cas-là Monro donnoit un opiat après chaque purgation. Pringle se vit si obligé d'arrêter peu à peu le dévoiement qui paroissoit à la fin de la fièvre maligne, qu'il administra quelques gouttes de laudanum ou un peu de thériaque avec sa potion alexipharmaque, ou bien

une ou deux cuillerées de mixture styptique : car malgré l'avantage de ce cours
de ventre, il falloit l'arrêter lorsque les
malades étoient trop foibles pour le soutenir. Il a aussi très-souvent remarqué
que lorsqu'il étoit ainsi arrêté, le malade
étoit pris d'une sueur modérée qui em-
portoit la maladie. Dans les plus mauvais cas de fièvres malignes, sur-tout si
elles sont accompagnées de dyssenterie,
les selles sont souvent sanguines. Dans
ces dangereux cas-ci, Pringle conseille
de tenter les mêmes médicamens, s'il est
encore possible de faire quelque chose.
Après de fréquentes rechutes, le sang
étoit si dissous, que les malades avoient
de grand saignemens de nez et des selles
toutes sanguines (1). S'il s'y joignoit un
cours de ventre, Monro donnoit le diascordium avec le quinquina, l'opium
pour le soir, sans négliger la teinture
de rhubarbe.

Cependant il est extrêmement dangereux de prescrire incontinent des médicamens styptiques dans les dyssenteries malignes, sans faire une attention

____

(1) Voyez le *Traité de l'Expérience* de l'auteur, où
j'ai rapporté un exemple singulier sur ce sujet, pris de
M. Nietaki; *Patholog.*

particulière aux conditions que je viens
de rapporter. En effet, ces médicamens,
prescrits sans cette attention, ont réellement supprimé les selles; mais ils ont
occasionné les anxiétés les plus grandes;
un trouble considérable dans tous les
sens, ou une fièvre quarte, ou des œdématies séreuses, ou la mort. Mais, lorsque la maladie réelle avoit cessé, qu'il
n'y avoit plus de mal de tête, de fièvre,
de ténesme, de convulsion, ni d'autres
mauvais symptômes, et qu'il ne restoit
plus qu'un cours de ventre opiniâtre,
Vater, dans l'épidémie de la Saxe, donnoit alors l'ipécacuanha comme vomitif
avec le plus heureux succès, et souvent
il faisoit entièrement cesser le cours de
ventre (1). S'il ne cessoit pas, il prescrivoit en poudre la racine de bistorte,
la muscade, le cachou dans une mixture
aqueuse, froide, de thériaque, de diascordium; et il trouva que la mixture donnée froide réussissoit mieux que chaude,
et guérissoit le malade en peu de temps.

Malgré cela on est quelquefois obligé
d'ajouter les styptiques aux cordiaux
dès le commencement de la maladie.

---

(1) Conférez Sec. 7, Aphor. 70 de ma traduction
françoise.

Dans les cas dangereux, lorsqu'on a lieu de craindre des aphtes à la bouche, au pharynx, ou qu'il y en a déjà, le docteur Whytt d'Edimbourg prescrivoit avec succès la confection du Japon (1), selon la pharmacopée d'Edimbourg, outre une forte boisson de quinquina.

En général il faut des narcotiques et des astringens dans les dyssenteries malignes, lorsque les selles sont très-fréquentes : voilà pourquoi Van-Swieten prescrivoit un grain d'opium le soir et le matin dans ces cas-là.

Mais il faut faire les plus grandes attentions pour ne pas prendre une espèce pour l'autre. Les maladies malignes ne paroissent pas dès l'abord aussi dangereuses qu'elles le sont. Les médicamens que d'habiles médecins y emploient avec succès, sur-tout dans les dyssenteries malignes, sont un poison mortel dans

---

(1) Voici la recette de cette confection intéressante dans les mains d'un habile médecin.

De terre de Japon ou cachou, *onces* iij.

De racine de bistorte, de muscade, d'oliban, aa, *onces* ij.

D'opium dissous dans *q. s.* de vin de Canarie, *drachme* j ss.

De sirop de roses sèches en consistance de miel, *trois fois le poids* de la poudre. M, F, *electu.*

Lewis loue cette composition.

des mains mal-adroites. Combien peu de gens ont assez de sagacité pour en discerner les espèces avec cette précision si nécessaire! Combien de gens ignorent que le même médicament, dans un instant différent de la même espèce de maladie, guérit, ou fait infailliblement périr! Des millions d'hommes eussent été arrachés à la mort, si l'on eût mieux considéré la cause de la foiblesse qu'on voit dans les fièvres, et si l'on eût bien compris ce principe, que c'est fortifier le malade, que de diminuer la cause de sa foiblesse; au lieu que les esprits bornés s'imaginent que le but seul et principal d'un traitement est de fortifier le malade, que la matière morbifique doit nécessairement abattre de plus en plus, si elle n'est pas évacuée à propos d'une manière quelconque.

On a proposé une foule innombrable de remèdes contre les dyssenteries malignes. Si l'on examine les choses avec attention, l'on verra que les meilleurs qui aient été proposés se rapportent à ceux que je conseille ici. Je n'ai rapporté que les plus efficaces, et je pense qu'ils peuvent remplacer tous les autres, et opérer, dans les dyssenteries malignes, ce qu'on peut se promettre des

secours de l'art : car c'est sur-tout dans
ces cas-là que la nature n'opère rien ; et
l'expérience a prouvé que les sujets qui
n'ont pas eu recours à l'art ont extrêmement souffert, ou ont été les victimes de leur opiniâtreté. Souvent même
l'art devient insuffisant dans ces maladies cruelles, pour n'être pas secondé
par la nature, sur-tout lorsqu'on ne s'y
prend pas dès le commencement de la
maladie, et avant que les premières
voies soient attaquées d'une manière incurable. De grands médecins ont aussi
vu que tous les médicamens et toutes
les méthodes sont quelquefois inutiles
dans certains cas de malignité, et que
la matière s'est transportée, de parties
où elle n'auroit pas été si funeste, sur le
cerveau où elle est devenue immédiatement mortelle, lorsqu'on croyoit les malades près de leur entière guérison. Ils
avouent aussi qu'ils n'ont jamais osé
porter un pronostic certain dans les épidémies dyssentériques malignes, parce
qu'ils ont vu se rétablir des malades qu'ils
avoient presque condamnés, et, pour
ainsi dire, abandonnés ; et que d'autres
au contraire sont morts très-promptement, avec les symptômes les moins
graves, et près de leur guérison.

Le sens peu déterminé qu'on attache à l'idée des maladies malignes, et surtout à celle des symptômes de malignité, est un mal aussi grand que l'incertitude dont j'ai parlé par rapport à la chose même. Par toute la Suisse tous les routiniers et les charlatans appellent maligne une maladie qu'ils ne connoissent pas; et sans doute qu'une maladie doit être maligne pour ces gens dont tous les malades périssent par leur ignorance. On appeloit autrefois maligne, sans exception, toute maladie où il paroissoit des abcès, des taches à la peau; et l'on prétendoit les guérir moyennant les remèdes les plus chauds et les plus capables de pousser les sueurs: abus qui a fait périr plus de monde que la poudre à canon (1). On étouffoit autrefois les

____

(1) Voyez ce que M. Grant a dit à ce sujet dans son Traité des Fièvres; voyez aussi différens endroits des ouvrages de M. de Haën et de Baglivi. Hérédia, cet habile médecin, dont la pratique est si saine, malgré les anciennes maximes dont il retient encore quelque chose, nous rapporte de lui-même un exemple digne d'être imité par tous les gens sensés. Voici ce qu'il dit: *Omnia quæ ad cutem trahunt eamque laxant, emolliunt et rarefaciunt (in malignâ constitutione), suspecta nimis mihi sunt; cùm liceat potiùs aërem frigidiorem parare, et minùs coopertum in lectulo ægrum continere, ut moderato frigore sudoris proventus impediatur, et humores contineantur in quiete, et à frigore coerciti in vaporem abire nequeant; ob cujus*

malades dans le lit sous une masse énorme de couvertures, sans leur permettre

---

*perniciem et metum, cavendæ sunt potiones ad sudo-
rem inclinantes, et omnia alia ejusdem proprietatis.
Tanta enim est ingenii humani tenuitas, quòd etsi hæc
conspicua et notissima liceat annotare,.... Cùm enim
nos tertianá perniciosá laboraremus, in fine æstatis,
in quintá accessione, quæ mihi fuit molestissima, et
cardialgia indicibili, et vomitibus biliosis in ejus prin-
cipio et augmento, cùm jam inclinaverat, levi somno
detentus et ab eo expergefactus, sudore copioso et
syncopali, et frigidis extremis cum debilissimo pulsu
me invenerunt medici. Unus eorum, qui et senior erat
et majoris nominis, debilitati et veneno celerrimè oc-
currere cupiens, lapidem bezoar statim dispensat!
Taceo; et cùm jam à me discessisset, mecum loquens,
dixi: si medicus non essem, et hujus medici (ne dicam
vindicis) præcepto et auxilio obsecundassem, subitò
non dubiè cum sudore animam etiam exhalarem. Ego
verò jus optimum cum succo granatorum acidorum et
pulvere margaritarum bibens, et cordis regione frigidis
cordialibus et moderatè adstringentibus stipatá, et fla-
bello aquá rosaceá et aceto frigidis imbuto faciem
totam et collum moderato ejus motu condensando, et
spiritus exhalantes cohibendo, roborato ventriculo, et
optimis, frigidis tamen, odoribus spiritu instaurato,
rursùs somnum conciliavi..... Assistentibus tamen
dixi ut attentè si sudore inundarer inter dormiendum
contemplarentur; quod si fieret, statim expergeface-
rent. Sic sudor moderatior redditus fuit, et in somno
vires instauravi, ita ut in die sequenti, qui intermis-
sionis erat, ingesto medicamento expurgante, sexta
accessio fuit levior, et septima magis, ut jam morbus
in noná absolveretur.* De Curat. Feb. malign. quæst. 3,
pag. 603, T. I. Rien de plus sensé que ce que dit cet
habile médecin sur l'usage du bézoard, de l'or, des
pierres précieuses, etc, donnés comme alexipharmaques
dans les fièvres, d'après F. Plater, *ibid.* pag. 623.

Il est étonnant que ce savant médecin, qui examine si
sensément les erreurs de Galien, Vallesius, Mercatus,
Sennert, etc, en leur rendant justice, et qui a presque

le moindre air nouveau dans les appartemens ; on sollicitoit par-là toutes les
différentes sortes d'éruptions, et le malade périssoit. On se félicitoit, malgré
cela, d'avoir pu solliciter ces éruptions,
en accusant la maladie de trop de malignité, et non pas le mauvais traitement
qu'on avoit employé. Oserai-je dire ici
que quelques médecins de réputation
dans un siècle aussi philosophe que le
nôtre, ne soupçonnent même pas qu'on
puisse prendre une méthode différente
de celle de ces siècles d'ignorance?

L'abus qu'on fait de nombre de médicamens excellens dans plusieurs cas,
et pernicieux dans d'autres, montre assez qu'un demi-médecin est aussi dangereux que celui qui ignore absolument
son art. J'ai fait voir, d'après l'expérience, l'usage avantageux des médicamens cordiaux et fortifians, et la méthode curative des maladies malignes ;
cependant je ne crains encore que trop
l'abus fréquent de ces médicamens,
parce que les principes de la méthode
curative de ces fièvres sont renfermés

---

dit tout ce qu'on a cru découvrir dans la pratique depuis
Sydenham, ne soit pas plus connu. Il soutenoit, comme
Baglivi, que cette prétendue malignité étoit une chi-
mère, et s'explique très-bien.

dans les bornes les plus étroites; que d'ailleurs le trouble des sens peut résulter de deux fautes tout opposées, l'une de fortifier et de faire saigner, l'autre de donner trop tôt les cordiaux; et en outre parce que l'usage peu réfléchi, et ainsi très-ordinaire, du vin dans les dyssenteries malignes, peut devenir aussi nuisible et aussi décidément mortel que dans une fièvre inflammatoire. Des yeux non exercés, ou plutôt incapables de voir, n'aperçoivent jamais le moment où une maladie très-dangereuse et rapide exige du vin, ni celui où l'espèce particulière de foiblesse doit être soutenue et relevée par des médicamens échauffans et cordiaux. Rien n'est plus facile que de se tromper ici; et la conséquence la moins douteuse d'une erreur de cette nature est la mort.

Voyons à présent la cure des dyssenteries que l'on appelle ordinairement *lentes*, et dans lesquelles on fait pour le moins autant de fautes que dans toute autre espèce de ces maladies.

CHAPITRE VI.

Traitement des Dyssenteries de long cours.

IL est extrêmement difficile de guérir
une maladie dyssentérique qui a été conduite, par une méthode erronée, avec
des médicamens carminatifs, échauffans, styptiques et narcotiques : car il y
a de petites inflammations dans les intestins, ou une espèce d'affaissement pa-
ralytique à ces viscères, avec peu de
douleur, mais des selles de plus en plus
fréquentes, et qui ne se font qu'avec douleur, sur-tout si le malade est tombé
dans un affaissement extrême. Si l'on
appelle un médecin trop tard, si le malade est négligé ou mal traité, qu'il ait
outre cela le pouls lent et foible à cause
de l'épuisement de ses humeurs ; s'il a
perdu toutes ses forces, s'il a une croûte
sèche et rude sur la langue ou la gorge ;
s'il rend des selles où l'on discerne le
velouté des intestins, et que ces viscères
soient dans un état de flaccidité considérable, il est certainement alors dans
un grand danger ; et, suivant l'avis des

plus habiles médecins, il n'y a rien à administrer que ce que l'on a coutume d'essayer dans l'état purulent des intestins. En effet, les vomitifs et les purgatifs conviennent rarement à ce degré dangereux de dyssenterie, et l'opium devient d'une très-foible ressource, soit en calmant les douleurs, soit en arrêtant le cours de ventre. Le plus sage parti c'est d'abandonner le reste aux forces encore subsistantes de la nature, qui quelquefois amènent au point d'une heureuse guérison, quoique très-lente, un malade que son triste état a tenu plusieurs semaines ou plusieurs mois au bord du tombeau.

Monro dit qu'il n'a traité aucune maladie en Allemagne plus heureusement que les dyssenteries récentes ; mais que lorsqu'elles avoient duré quelques semaines, elles avoient résisté à toutes les tentatives de l'art, et qu'il étoit mort un grand nombre de malades. Cleghorn a aussi remarqué dans l'île de Minorque, que toutes les dyssenteries qui n'étoient pas traitées dès le commencement, devenoient au moins très-opiniâtres, et souvent mortelles, malgré le grand nombre de tant de spécifiques si vantés. Les médecins et les chirurgiens anglois qui ont suivi les armées en Amérique dans la dernière guerre, ont dit à Monro qu'ils y avoient été aussi malheureux dans le traitement des anciennes dyssenteries, qu'il l'avoit été en Allemagne. Il ne faut cependant pas conclure de-là que toute dyssenterie lente ou de long cours soit désespérée, et que conséquemment il n'y ait rien qui puisse la guérir : car nombre de sujets s'en sont tirés peu à peu par leurs forces naturelles, et ont recouvré la santé, sur-tout ceux qui ont soutenu l'hiver, et ont vu revenir le beau temps.

Le but qu'on doit se proposer en traitant ces dyssenteries, c'est de faire évacuer les humeurs corrompues, et de fortifier en même temps les intestins. Dans l'état purulent des intestins, il faut sur-tout tâcher de mondifier et de guérir les ulcères. Mais cela n'est pas si facile, comme l'expérience l'a prouvé après nombre de tentatives inutiles. Je ne parlerai pas ici des tentatives inutiles, mais de celles qui paroissoient donner le plus d'espoir ; et après cela je donnerai la méthode la plus générale et la plus exacte pour le traitement de ces dyssenteries, et j'y ajouterai quelques avertissemens.

Dans les cas difficiles de dyssenteries

lentes, Baglivi conseille de jeter de la
térébenthine sur des charbons ardens,
d'en recevoir la vapeur par l'anus , et
promet une guérison assurée de cette
manœuvre, à laquelle je n'ai aucune
confiance. Huxham, comme bien d'autres, se sert d'abord d'eau tiède, parce
qu'elle déterge bien les intestins, et passe
aisément dans le sang. Lorsque les humeurs acrimonieuses sont chariées au
dehors, il conseille d'employer l'eau
froide, et assure qu'avec cette manœuvre, et en y joignant l'opium seul après
les évacuations convenables, il a quelquefois fait des cures complètes. On
peut toujours essayer cette méthode.
Pendant que je faisois imprimer cet ouvrage, on m'a fait connoître un exemple
remarquable des avantages de l'eau
froide dans ces dyssenteries opiniâtres.
M. Schmid de Bellikon, l'un des plus
savans et des plus adroits médecins de
la Suisse, m'écrit que dans l'épidémie
de 1766 il a traité une femme de soixante-trois ans avec tous les médicamens
imaginables, et avec les plus grands
soins, mais que, voyant que la maladie
ne diminuoit aucunement, il ordonna
à la malade, toutes les quatre heures,
un bon verre d'eau froide, lui permet-

tant pour toute nourriture du lait tiède : cela fut suivi de si bons succès, en deux ou trois jours, que les selles devinrent plus rares, et sans aucune teinte de sang; les tranchées et le ténesme s'adoucirent, et enfin la malade guérit radicalement au moyen de cette méthode, qui, par sa simplicité, fit honneur au médecin et à son art.

On a sur-tout essayé le *simarouba*, dans ces circonstances : Jussieu et d'autres en ont fait de grands éloges. Jussieu, avec cette écorce, amena à une prompte et complète guérison des gens tourmentés depuis plusieurs mois, et même depuis des années entières, beaucoup mieux qu'avec aucun autre médicament, et cela sans mal-aise, et sans le moindre trouble dans les fonctions naturelles ou la moindre suite fâcheuse. Il a même guéri, de cours de ventre, avec cette écorce de la Guiane, des malades incommodés d'hémorroïdes, et des femmes lors du temps de leurs règles, sans les déranger. Il assure que le simarouba a guéri des cours de ventre invétérés, aqueux, glaireux et provenant d'un mouvement spasmodique continuel des intestins, et cela sans que l'estomac ou les intestins en souffrissent le moindre mal.

Dubuisson s'en est aussi servi dans les cours de ventre extraordinaires, invétérés et accompagnés d'indigestions, et sur-tout dans les diarrhées de long cours. Winter, professeur à Leyde, à guéri avec le simarouba trois personnes, en trois jours, d'une diarrhée bénigne, il est vrai, mais dont l'extrême opiniâtreté avoit résisté à l'ipécacuanha, à la rhubarbe, aux narcotiques, aux styptiques et à d'autres médicamens pendant plusieurs mois.

Malgré ces témoignages respectables, il y a ici des limites à ne pas méconnoître. Le simarouba ne répond pas toujours à l'espoir. Pendant l'impression de cet ouvrage, on me demanda d'Allemagne mon avis pour un homme d'un certain état, fatigué d'une diarrhée très-longue, accompagnée de divers mauvais symptômes, et qui tenoit de la nature de la dyssenterie. Cet homme, très-hypocondriaque dès sa jeunesse, avoit déjà eu, en 1763 et 1764, un dévoiement continuel, et une forte dyssenterie en 1765, après laquelle le simarouba parut plutôt augmenter le mal que de le diminuer. Selon moi, ce médicament est sur-tout utile lorsqu'il faut fortifier, mais non lorsqu'il faut déterger : or, dans ce cas-ci, la teinture de rhubarbe est préférable. Dans toutes les diarrhées ou dyssenteries où il réside une matière corrompue dans les intestins, le simarouba est ou inutile, ou préjudiciable; mais il fortifie très-avantageusement les intestins et leurs vaisseaux, lorsque les matières sont suffisamment évacuées. Il est des plus nuisibles dans le cas d'abcès purulent aux intestins, lors des dyssenteries. On a remarqué qu'il produisoit les meilleurs effets dans les dyssenteries lentes, lorsque les excrémens étoient sanguins. Mais, lorsqu'après la cessation du flux de sang, les selles persévéroient à être fluides et glaireuses, et qu'on joignoit la cascarille à la boisson de simarouba, l'on diminuoit beaucoup plus aisément la quantité des selles, et au moyen de ces médicamens réunis, on parvenoit plus promptement et plus sûrement à à une cure complète.

Tout résumé, le vrai simarouba bien sain, bien choisi, n'est pas un mauvais médicament dans les dyssenteries invétérées, sous les conditions mentionnées. Voici la meilleure méthode d'administrer ce médicament. On en met deux drachmes infuser à une chaleur douce dans une livre d'eau pendant deux heures ; ensuite on l'y fait bouillir une demi-heure, puis l'on filtre pour en faire prendre moitié le matin, moitié le soir ; et l'on continue ainsi tous les jours, pendant trois semaines, si le cas l'exige. Si l'on voit que, lors de l'usage de ce médicament, les urines deviennent plus copieuses et d'une couleur pâle, on peut être sûr qu'il fera effet, et que la diarrhée se guérira. D'autres en jettent deux drachmes par petits morceaux dans deux livres d'eau qu'ils réduisent à un tiers en bouillant, et le font prendre tiède quatre fois dans la journée ; ou ils en font prendre une demi-drachme en poudre dans deux onces d'eau, ou dans du sirop de *ruta muraria*, et continuent ainsi jusqu'à parfaite guérison.

Lorsque Degner voyoit des malades à qui l'on avoit donné le simarouba sans succès ou sans les effets qu'on en attendoit, et que les intestins de ces malades avoient totalement perdu leur ton, il employoit avec avantage des médicamens plus forts ou réellement astringens, la cascarille et le cachou. La cascarille est un bon fortifiant, quoique les Stahliens en Allemagne en fassent trop de cas pour d'autres vues. Le cachou exige plus de précautions, parce qu'il est astringent, mais il ne faut pas le rejeter quand on a besoin de médicament de cette nature. L'extrait de bois de campêche a été pareillement très-efficace, donné dans l'eau de menthe, de même que le lait atténué avec l'eau de chaux.

On a aussi fait, dans des dyssenteries purulentes, des tentatives dont je dois dire quelque chose. Lorsque le corps étoit, pour ainsi dire, épuisé et dénué de toute force ; que les lambeaux du velouté des intestins en faisoient voir l'état désastreux ; qu'au lieu de sang dans les selles il y paroissoit une matière purulente, Degner ne trouvoit aucun autre purgatif utile que la manne et l'extrait de rhubarbe : outre cela il donnoit tous les jours une infusion de plantes traumatiques ou vulnéraires, et dans les intervalles l'extrait de quinquina et de cascarille ; et il osa se promettre de guérir quelques sujets, dans l'état mentionné, en sept ou huit semaines. La gomme arabique a été d'un très-bon usage dans les dyssenteries longues et purulentes ; c'est avec justice qu'on l'a louée dans ces cas-là, donnée dans les boissons ordinaires ou dans l'eau d'orge. M. Baldinger, dont je n'ai lu l'ouvrage que trop tard, trouva cette gomme avantageuse lorsqu'il y avoit lésion aux intestins. La gomme adragant n'a pas été moins salutaire. Le mastic est un médicament salutaire et assez sûr, tant comme fortifiant que comme balsamique. M. Baldinger a aussi remarqué que le baume de mastic de *Cothenius*, médecin du roi de Prusse, est un médicament très-efficace, lorsqu'il n'est employé qu'avec prudence, par rapport à sa vertu astringente. Lorsqu'après une dyssenterie il venoit à s'ouvrir quelques abcès dans l'estomac, Méad se servoit heureusement du baume de lucatelli.

Mais il me reste encore à considérer la méthode la plus générale et la plus sûre qu'ait indiquée l'expérience la mieux réfléchie pour le traitement des dyssenteries lentes. Les purgatifs sont sur-tout nécessaires ici, pendant même qu'on fait usage des autres médicamens nécessaires, ou de temps en temps. Il faut évacuer non-seulement les humeurs putrides, mais encore les excrémens récens et endurcis dans les cellules des intestins; et si l'on néglige cela, les malades éprouvent un mal-aise, des tranchées et un cours de ventre plus douloureux et plus considérable. Dès qu'un malade sent des tranchées, et qu'il rend ses excrémens par petits globules durs, c'est une marque qu'il faut faire évacuer; et on le fait toujours avec soulagement. Le mal-aise, outre les autres circonstances, exige un vomitif avant les purgations : quand les malades sont fort affoiblis, ou lorsqu'il y a de grandes douleurs et un ténesme, on se sert de lavemens.

On a observé que dans des cas de très-longues dyssenteries, les malades qui paroissoient se rétablir sont retombés, lorsqu'ils ont rendu de nouveau de ces excrémens durs et globuleux, conséquemment à l'irritation que ces matières dures causoient aux intestins. Il faut donc faire sortir à propos ces matières, ou par une bonne dose de rhubarbe, ou avec le tamarin, ou avec des lavemens huileux. Il faut alternativement donner de doux purgatifs avec les autres médicamens, lorsqu'il n'y a pas d'abcès ou de grande lésion aux intestins, et continuer ainsi jusqu'à ce que les tranchées et les ténesmes aient cessé. L'expérience ne m'a pas fait voir ce que l'on doit attendre d'avantageux du catholicon purgatif de Glauber, donné à la dose d'un grain ou demi-grain, malgré les grands éloges que lui donne Werlhof, relativement aux cours de ventre; mais je sais que la teinture aqueuse de rhubarbe est excellente dans ces cas-là. J'ai très-souvent remarqué qu'elle fortifie davantage, et guérit plus certainement dans cet état de maladie, que les astringens.

Brocklesby se servit dans ces dyssenteries d'une méthode qui mérite attention. Elle consiste à réunir deux médicamens que l'on met rarement ensemble en usage. Il donnoit tous les jours, soir et matin, une pilule faite de deux grains d'opium et de trois grains d'ipécacuanha, et en retira beaucoup d'avantage. De cette manière l'ipécacuanha devenoit un très-doux purgatif, et l'opium calmoit l'irritation que le purgatif ou la matière morbifique pouvoient causer. Dans tous les cas de dyssenteries de long cours, Brocklesby ne trouva aucun médicament salutaire en général, lorsque les selles étoient très-sanguines, quoique la fièvre fût passée. Il ajoute que l'on ne peut comprendre, sans l'avoir essayé, jusqu'à quel point la vertu calmante de l'opium peut améliorer la vertu de l'ipécacuanha. Je sais que cela est vrai; mais ce procédé a souvent été inutile.

En général la méthode suivante réussit le mieux dans ces dyssenteries, lorsqu'elles ne sont pas au dernier degré.
Les malades doivent tenir une diète très-
mince ; cette diète sera le lait, le riz,
le sagou, etc. On peut leur permettre
le bouillon léger, et toute viande blanche, lorsqu'on les voit tendre à la guérison. Leur boisson ordinaire doit être
l'eau d'orge ou de riz, ou l'eau panée
et le lait d'amandes. Ils doivent être
chaudement vêtus, pour se tenir toujours dans une transpiration suffisante :
car les fautes de régime, et la suppres-
sion de la transpiration, occasionnée
par le froid, sont ce qui peut leur arriver de plus mauvais, et les causes les
plus ordinaires des rechutes.

Il faut faire évacuer de temps en
temps, et doucement, avec la manne
ou un sel, ou avec la manne dissoute
dans un lait d'amandes, ou plutôt avec
la teinture de rhubarbe répétée assez
souvent, quelquefois même avec un
doux vomitif.

Quelques malades se sont bien trouvés du quinquina comme fortifiant et
comme astringent, ou de l'opium avec
les astringens ; d'autres, de lavemens
anodins avec les astringens ; d'autres,

de quelques autres; mais plusieurs se trouvent mieux de ne pas faire usage de ces médicamens.

De temps à autre on donnera donc l'opium, on fera prendre le grand air aux malades, et ils iront un peu à cheval pour se fortifier les intestins. Cette méthode est celle de Monro. Il a vu guérir par l'équitation, les bouillons, la viande blanche et un peu de bon vin, des dyssenteries lentes dans lesquelles on avoit employé, sans succès, les purgatifs au commencement, et d'autres médicamens aussi inutilement. Mais il observe que cette méthode n'est utile que dans les légères attaques, et après que les évacuations ont été calmées.

Brocklesby est plus indulgent que Monro sur l'usage du vin dans les dyssenteries de long cours. Il trouva que le bon vin rouge, mêlé avec l'eau, étoit indispensable aux Anglois malades qui revinrent des côtes de France en 1758, avec une dyssenterie lente qui avoit succédé à une fièvre bilieuse. Souvent il permettoit trois demi-setiers de vin avec suffisante quantité d'eau pour vingt-quatre heures, pendant trois semaines ou un mois. Le vin, joint à une boisson aqueuse de cannelle, d'écorce d'orange et d'autres aromates, à dose convenable, fit un merveilleux effet. Cependant il n'en fit pas prendre à ceux qui avoient de la fièvre. Il donnoit quelquefois des espèces aromatiques, dix ou quinze grains, toutes les huit heures une fois dans cette boisson agréable, pour réchauffer les intestins de ces malades, rendre du mouvement au sang, et fortifier les solides. Lorsque le cours de ventre persévéroit, et que le ténesme y étoit joint, ce qui n'étoit pas rare, Brocklesby étoit obligé d'employer les doux purgatifs, tels que les sels, la manne, les huiles douces, et de réitérer selon les forces des malades, et jusqu'à ce que le ténesme cessât : ce qui en général ne tardoit pas beaucoup. Ce médecin a ouvert deux sujets morts à ce degré de la maladie, et a trouvé les deux derniers intestins très-enflammés dans la longueur de plusieurs pouces, depuis l'orifice du rectum : ces sujets avoient eu une très-longue fièvre. Voilà une nouvelle preuve de la circonspection qu'il faut avoir sur l'usage du vin dans ces dyssenteries lentes invétérées, et qui ont éludé toutes les ressources de l'art.

Mais il faut aussi avertir les imitateurs mal-adroits, sur l'usage des médicamens astringens dans ces dyssenteries. On ne sauroit être trop prudent à cet égard. M. Schobinger eut à traiter, il y a quelques années, à Saint-Gall, une jeune dame de qualité, prise de dyssenterie. Après de grandes évacuations il lui donna enfin le quinquina, un peu de cascarille, de confection d'hyacinthe, et le bol d'Arménie, le tout mêlé ensemble, à dose très-modérée, et lorsque le cours de ventre et les tranchées avoient presque entièrement cessé : malgré cela, l'usage de ces médicamens fut suivi d'une goutte vague qui dura trois semaines. Brocklesby avoue que, malgré l'usage circonspect des astringens, il lui est souvent arrivé de prolonger la maladie avec ces médicamens, au lieu de l'abréger ; que la fièvre a reparu, et qu'il s'est vu contraint de recourir aux vomitifs et aux purgatifs. Les fréquentes tentatives inutiles de Monro dans les cas de maladies lentes, ne sont probablement dues qu'à l'usage des astringens. Ces médicamens sont également très-nuisibles dans les dyssenteries très-bénignes et très-longues de Java, comme Laurich nous l'apprend. Les médecins indigènes et européens ont recours dans ces cas-là à ces médicameus. Les médecins indiens se servent des fruits du billingbing, macandou, nimbo, carambolas, et du jangomas. Ils arrrêtent les cours de ventre avec cela, sans prescrire auparavant les purgatifs, et au grand préjudice de leurs malades. Cette erreur est assez ordinaire aux médecins qui sont au service de la compagnie hollandoise des Indes orientales, et qui y font plutôt la chirurgie; c'est ce qu'on leur reproche dans un livre hollandois, imprimé à Hambourg pour leur instruction. Leurs principaux remèdes dans ces cas-là sont le bol d'Arménie, le cachou, la terre sigillée d'Espagne, le sang-dragon, la corne de cerf brûlée, le corail rouge, l'écorce de grenade qui n'est pas encore mûre, le laudanum sec, et le jus de prunes cuites. Laurich a souvent vu dans ces dyssenteries légères, mais longues, les intestins corrodés, une fièvre hectique, de très-mauvaises fistules à l'anus, et enfin la mort terminer la maladie par cette conduite imprudente. Ainsi l'on peut dire en général qu'il ne faut jamais prescrire les astringens, à moins que l'on ne soit assuré que les matières morbifiques sont évacuées, et qu'il ne reste que la foiblesse des intestins.

CHAPITRE VII.

Réflexions sur quelques nouveaux médicamens.

APRÈS ces longs détails sur les différentes espèces de ces maladies, et sur leurs traitémens, je termine enfin cét ouvrage par quelques réflexions sur quelques nouveaux médicamens anti-dyssentériques, et enfin sur de prétendus spécifiques.

Le verre d'antimoine masqué dans de la cire a été préconisé comme un médicament important contre différentes maladies, et sur-tout contre la dyssenterie. On peut voir ce qu'en a dit Pringle dans les Essais d'Edimbourg, d'après les expériences de MM. Young, F. Pringle, Brown, Simpson, Paisley, Stephen et Gordon. Young prend une once de verre d'antimoine en poudre, et une drachme de cire blanche ; il fait fondre la cire dans une grande cuiller, et y jette cette poudre, tient le tout sur un feu doux sans flamme pendant demi-heure, le remue avec une spatule et sans cesser, le verse ensuite sur un papier blanc ; et en fait une poudre. Il donne dix à douze grains de cette poudre à un adulte, en commençant cependant par six grains, pour être plus sûr de l'effet du médicament ; à un enfant de dix ans, il en donne trois ou quatre grains, et deux à trois grains à un enfant de trois à quatre ans. Cette poudre, ainsi administrée, cause ordinairement un mal-aise et un vomissement. La plupart en sont purgés, et guérissent quelquefois complétement sans mal-aise et sans évacuation. Si ce médicament opère trop vivement, Young en fait cesser l'usage pendant plusieurs jours. Quelques sujets ont même guéri avec une seule dose ; d'autres en ont pris cinq ou six, sur-tout si la première dose avoit été foible. Il donne ce médicament à jeun, défend toute boisson pendant trois heures, permet de l'eau chaude comme avec tout autre vomitif, si le malade sent un mal-aise ou une envie de vomir. Le régime est le même que celui qu'on prescrit ordinairement dans la dyssenterie.

F. Pringle, Brown, Simpson, s'accordent avec Young dans leurs expériences, et sont fort décidés pour ce médicament. Simpson sentit cependant que, vu les différentes espèces de dyssenteries, il ne convenoit pas dans toutes les maladies. Néanmoins il le regarde comme un spécifique aussi sûr contre la dyssenterie, que le quinquina contre les fièvres d'accès et la gangrène des parties externes. Paisley s'en est aussi servi avec la même préparation et les mêmes succès ; mais il changea ensuite la préparation. Il enduisit simplement la cuiller avec de la cire blanche, sans réduire le verre d'antimoine en poudre avant de l'y jeter. Après l'avoir tenu sur le feu le temps convenable, la cire, en refroidissant, s'attachoit à l'instrument : alors il réduisoit le verre en poudre très-fine. Il n'eut besoin que de trois grains de cette préparation, et n'en donna jamais que cinq grains aux sujets robustes. Cette moindre dose fut suivie des mêmes succès ; il guérit par cette méthode un grand nombre de dyssentériques. Quatre ou cinq doses complétoient la cure quand on s'y prenoit à temps. Si la maladie avoit duré quelque temps, on en prenoit jusqu'à douze ou quinze doses ; Paisley n'en vit jamais de mauvais effets. De cent quatre-vingt-dix malades, Stephen n'en vit périr qu'un par l'usage de ce médicament. Gordon a guéri quelques centaines de malades avec les

petites doses mentionnées, et depuis il
n'a jamais échoué avec ce médicament,
sinon dans un cas où le malade étoit
déjà dans un état désespéré. Il en
donnoit communément trois grains,
mais jamais plus de cinq. Une ou deux
doses suffisoient ; rarement il en falloit
trois. Il faisoit prendre ce médicament
le matin ; quelquefois il se passoit deux
heures avant qu'il opérât. Quelques
sujets n'en étoient que purgés, d'autres
vomissoient aussi, et éprouvoient un
grand mal-aise pendant sept ou huit
heures. Pour la nuit, il prescrivoit toujours une bonne dose d'opium.

On a depuis essayé ce médicament
de différentes manières en Europe. La
Mettrie, qui rejette si décidément les astringens et l'opium, loue beaucoup les
vomitifs dans ces maladies ; sur-tout celui qui est préparé du verre d'antimoine,
et qu'on a délayé dans beaucoup d'eau
pour le rendre plutôt purgatif que vomitif. Il le regarde alors comme plus
doux que la rhubarbe, parce qu'il purge
le corps, en une fois, de la matière
acrimonieuse et corrosive. Si les sujets
étoient menacés de gangrène à cause
de l'opiniâtreté de la maladie, il employoit le verre d'antimoine, à la dose

de quatre grains dans de la cire ; et il loue extraordinairement ce remède, vu la facilité avec laquelle il faisoit cesser les douleurs, sur-tout lorsque le corps n'étoit pas encore assez nettoyé ni par la nature ni par l'art. On l'a aussi mis en usage en France et en Allemagne ; et M. Lentin, médecin fort instruit, l'a trouvé très-utile dans la dyssenterie. Les Westphaliens, ces hommes si robustes, ne peuvent en soutenir que dix grains. M. Bahn approuve aussi ce remède. J'ai rapporté les succès que j'en avois eus en 1765.

Toutes ces expériences semblent promettre beaucoup de ce médicament ; cependant des tentatives ultérieures ont aussi fait voir qu'il y a des limites à observer dans son usage. Pringle, à qui nous devons la publicité des expériences que j'ai rapportées, l'employa avec le plus grand succès à l'armée angloise comme vomitif, sur-tout pour dégager l'estomac et les intestins, en le donnant au commencement de la maladie. Mais, quoiqu'il le regardât comme un remède très-puissant, il avoit toujours des inquiétudes sur la fin de ses effets, à cause de la vivacité avec laquelle il agissoit ; c'est pourquoi il voudroit trouver un autre médicament plus doux et plus lent dans ses effets pour répondre aux mêmes vues. Il en borna donc l'usage aux cas opiniâtres ; et il vit qu'il devenoit utile lorsque rien n'avoit eu de succès, si les intestins étoient encore en assez bon état, et que le malade n'eût point de fièvre, ni trop de foiblesse. Pringle observe encore fort bien que toutes les préparations antimoniales de cette espèce sont chacune sujettes à des inconvéniens particuliers, vu la difficulté d'en déterminer la dose ; l'expérience ayant fait voir qu'une même dose modérée avoit été tantôt trop foible, tantôt trop forte pour différens sujets. Eller s'est servi de ce médicament pour deux sujets dyssentériques d'une forte complexion, et avec de très-bons succès. Il s'est trouvé au contraire fort embarrassé avec d'autres, pour en déterminer la dose, vu que la même dose ne fait quelquefois ni vomir, ni aller à la selle, ou produit ces deux effets avec trop de véhémence. Monro a aussi remarqué dans la dernière guerre que ce médicament opère trop violemment. Voilà pourquoi l'on y renonça presque totalement à l'armée angloise.

Geoffroy a essayé à Paris de corriger

ce médicament de manière à pouvoir en déterminer les effets. Le mélange exact qu'on en fait avec de la cire le rend, il est vrai, assez salutaire; c'est pourquoi la préparation d'Young est préférable à celle de Paisley. Mais Geoffroy a fait connoître un procédé par lequel on le mêle mieux avec de l'huile; c'est de les broyer ensemble sur un porphyre. Cependant le danger qu'il y a de s'en servir dans les dyssenteries accompagnées d'inflammation, la maladresse des gens peu au fait de leur art, les soupçons même qui restent toujours aux gens les plus expérimentés, outre les raisons que j'ai apportées plus haut, rendront peut-être à jamais ce médicament fort suspect, tout utile qu'il est quelquefois dans les dyssenteries lentes ou accompagnées d'une fièvre bilieuse.

Le *salep*, qu'on nous apporte de la Perse ou de la Turquie, et qui n'est que *l'orchis*, a été rangé nouvellement parmi les médicamens anti-dyssentériques. Dubuisson, à qui on l'envoya directement de Mocha, le regarde comme une espèce de figue séchée au soleil; mais M. Haller le prend pour ce qu'il est réellement, c'est-à-dire pour l'orchis de ce pays-là. Il a, comme le nôtre et comme celui de la Suède, la propriété d'être tout visqueux et plein d'un mucilage très-fort. Réduit en poudre et mis dans l'eau sur un feu doux (1), il forme une gelée, et on le regarde comme aussi mucilagineux que la gomme adragant. Il est utile dans la dyssenterie, lorsqu'on a besoin d'un mucilage de cette nature; mais il a aussi une douce qualité astringente, et ne doit ainsi être mis en usage qu'avec beaucoup de circonspection. Je sais qu'il resserre si l'on en continue l'usage, et qu'il fait revenir les douleurs; ce qui rend aussitôt les purgatifs nécessaires.

Le *sagou*, semence qui vient du Japon, de Ternate, d'Amboine, et qui se change aussi en gelée, a été loué pour les mêmes vues : il calme les douleurs, est nourrissant, et devient un médicament agréable, en le mêlant avec du sucre et du jus de citron; cependant il n'a pas de vertu particulière, non plus que le salep.

Le *gitta-gambir* (2), qu'il ne faut pas

––––––––––

(1) Il faut avoir soin de remuer sans cesse. On prend de cette gelée qu'on délaie dans le liquide qu'on veut employer.

(2) Ce passage de l'auteur recevra du jour de ce que dit Spielmann, *Pharmac.* Part. I. pag 70.

confondre avec le *gutta-gamba* ou gomme-gutte, est aussi un nouveau médicament, loué contre la dyssenterie. On en fait des trochisques à Java d'où on l'apporte, et l'on présume que c'est en grande partie du cachou, ou au moins qu'il n'est formé que de parties du bois de catechu. Les panégyristes de ce médicament disent cependant qu'il ne guérit pas la dyssenterie sans être soutenu par d'autres médicamens. Du reste il est fort cher, et doit se prendre en plus grande quantité que le cachou, dont il a toute la nature, et est par conséquent inutile en nombre de cas.

On a aussi rangé parmi ces nouveaux médicamens l'écorce de l'arbre *mangostan*, que l'on a transplanté des îles Moluques à Java et à Batavia, pour l'ornement des jardins. Elle a quelque analogie avec l'écorce de grenade, et doit ainsi être rejetée en bien des cas.

Le *codaga-pala* ou *conestirinde*, est regardé comme un médicament anti-dyssentérique important, à Ceylan et à Malabar; au moins le loue-t-on beaucoup en Angleterre contre les diarrhées. Il est amer, et comme tel il peut avoir son utilité dans quelques dyssenteries, lorsque les premières voies sont nettes;

On n'a cependant pas observé qu'il fît plus d'effet que les aromates amers. Quelquefois il cause une stupeur; et, donné à la dose de deux drachmes en vingt-quatre heures, il a causé un *ris cynique* sous les yeux de Brocklesby.

On dit aussi que l'écorce aromatique du *guyava* est très-utile dans les cas de dyssenteries avec flux de sang. Il y a quinze ans qu'on me dit à Paris qu'on commençoit à se servir, pour les mêmes vues, d'une racine d'Amérique nommée *pocgereba*. Mais qui peut ignorer que les dyssenteries d'une espèce toute différente sont quelquefois accompagnées de flux de sang?

Mais en voilà assez sur les nouveaux médicamens. Je dirai à mes lecteurs de se rappeler avec la plus grande attention, quelle nombre infini de médicamens dont on nous embarrasse tous les jours ne sert qu'à jeter de l'incertitude et de la confusion dans la pratique de l'art, loin de conduire le médecin à son but. Un médecin qui entend son art, parvient infiniment mieux à la fin désirée de sa profession avec des médicamens bien choisis et bien connus, que le routinier avec tous ses spécifiques et toute la pharmacie indigeste du grand nombre de praticiens.

16.

CHAPITRE VIII.

Des spécifiques anti-dyssentériques.

Je passe donc aux spécifiques, à ces médicamens que les routiniers et les charlatans exposent avec tant de pompe et de ruse aux yeux du peuple ignorant. Je sais par expérience combien Tissot a eu raison de dire qu'il n'y a pas de maladie contre laquelle on ait produit tant de spécifiques que contre la dyssenterie. Nombre de fourbes ont prétendu guérir en peu d'heures une maladie très-longue, et avec des médicamens dont ils ignoroient absolument la nature, et par conséquent les effets directs. Les malades souffrans, accablés de maux ou d'ennuis, s'empoisonnent ainsi, dans l'espérance de s'arracher à leurs peines. Je n'ignore pas combien d'ennemis se fait un médecin qui blâme la conduite de tous ces ignorans routiniers ou empiriques. Mais les maux qu'ils causent à tous les états sont trop grands pour ne pas y faire attention. J'ai déjà dit, dans mon Traité de l'Expérience, ce que je pensois de ces individus si funestes à la société. Dira-t-on que ces gens n'ont d'existence que parce que les gouvernemens songent moins à la vie absolue du citoyen, qu'à sa vie relative? Mais l'une est indispensablement liée avec l'autre. D'ailleurs le mal ne vient pas de là. Si les médecins se persuadoient davantage qu'il n'est presqu'aucun spécifique dans la nature, quelque étendue que soit la vertu d'un remède; s'ils étudioient plus les maladies au lit des malades, que les différentes opinions qu'on en a communément, ils ne donneroient pas aux empiriques occasion de porter le glaive dans le cœur du citoyen, avec des remèdes qu'ils n'emploient eux-mêmes que trop souvent sans rien dire. Je ne parle pas ici de ces médecins honnêtes qui sentent tous les devoirs de leur état, et combien il faut savoir de choses pour en bien savoir une, et en faire l'application; mais de ces gens qui, avec tout l'attirail d'une femmelette, se croient trop heureux intérieurement de recourir à la même recette que l'empirique, parce qu'ils n'ont pas plus étudié que lui la maladie dont ils ont entendu parler.

Je suis bien éloigné de diminuer en

rien les éloges légitimes qu'on a donnés à la vertu réelle d'un médicament,
et à ceux qui ont eu assez de sagacité
pour nous la faire connoître. Mais on
me permettra de douter de la vertu d'un
remède, tant que je ne vois pas de raisons de conviction; d'en choisir peu
dans le grand nombre, s'ils me conduisent directement et avantageusement
au but déterminé; de mépriser des ignorans qui, dans des cas critiques, emploient comme excellent un médicament des plus dangereux, parce qu'il
n'a pas fait de mal lorsqu'il ne le pouvoit
pas; ou qui, dans une espèce de maladie, se servent de ce qui est décidément
mortel, parce que cela s'est trouvé utile
dans une autre espèce : on me permettra, dis-je, de ne pas me jeter, tête
baissée, dans le chaos des opinions humaines. L'empire des lettres est une république, et une république libre. On
doit donc tendre à la vérité sans être
astreint au sentiment de qui que ce soit,
mais avec la plus grande circonspection, puisque le moindre écart, sur-tout
en fait de théorie médicale, peut conduire au charlatanisme et à des erreurs
de la plus grande conséquence. Non, les
médicamens n'ont qu'une vertu relative;

ils n'ont, dis-je, de vertu médicale réelle, qu'autant que la nature du mal et celle du malade la déterminent. Il y a donc à peine un seul médicament qui soit universel, quoique des cerveaux brûlés en connoissent un grand nombre de tels. Tout dépend dans notre art de la sagacité, du tact interne et du bon choix, plutôt que de la quantité des provisions.

Qui ne riroit de voir les motifs qui ont déterminé quelques médecins à l'usage de leurs prétendus spécifiques anti-dyssentériques? On a beaucoup loué autrefois pour le traitement des dyssenteries tout ce qui étoit opposé à l'acide, par le faux principe que la dyssenterie venoit d'un acide; et aussitôt on a proscrit les acides dans la cure de ces maladies : cependant il est démontré par l'expérience, que rien n'est plus puissant pour guérir ces maladies qui tiennent si souvent d'un caractère putride. Les auteurs de l'histoire des maladies de Breslaw nous disent fort sérieusement que, puisqu'il est manifeste que la matière de la dyssenterie est pénétrante, âpre, acide et brûlante, il faut employer tout ce qui est contraire aux acides : comme les coraux, la terre sigillée de Silésie, le crystal de roche préparé, les coquilles, les yeux d'écrevisses sur-tout; c'est-à-dire, des médicamens qui, par leur nature, ou augmentent la putridité, ou ne font aucun effet. Nombre de nos médecins suisses ne prescrivent non plus que des médicamens anti-acides semblables. Selon leur opinion, il faut adoucir le sang, tandis que, selon les expériences de Pringle, ils le rendent putride, et laissent résider dans le corps la matière bilieuse corrompue qu'il faudroit en chasser.

A peine eut-on quitté l'opinion reçue sur l'effet des acides, qu'on prit le parti d'user d'astringens dans ces maladies. On choisit pour cela le corail le plus compacte, la corne de cerf brulée, etc. Mais l'expérience a fait voir qu'ils n'ont pas cette vertu. La terre sigillée est réellement astringente; mais, en arrêtant le cours de ventre, elle cause des anxiétés précordiales, de grands troubles et souvent la mort. Cependant on l'a vantée et employée comme le plus fameux spécifique dans la dyssenterie. Quelques ignorans la prescrivent encore.

En général c'est le plus grand abus que de recourir aux spécifiques. En effet, on ne les emploie que d'après une expérience aveugle. Un médicament méprisable en lui-même, dangereux, paroît quelquefois avoir été du plus grand avantage, parce qu'on n'a pas examiné les circonstances; et l'on s'en sert ensuite sans les examiner davantage. L'expérience est certainement le seul guide infaillible, en supposant que celui qui s'en autorise soit capable de faire des expériences.

J'égaierois peut-être un peu trop la matière, si je disois en finissant, qu'A-verroès assure s'être guéri de la dyssenterie en s'appliquant une émeraude sur le ventre. Zacutus dit s'être servi de l'arsenic avec le plus grand succès dans le même cas. Selon Burrus, l'eau rose où l'on éteint de l'or est le plus puissant spécifique. Selon van-Helmont, un linge trempé dans le sang d'un lièvre déchiré à mort par un chien est encore un très-bon spécifique. Selon d'autres docteurs célèbres, la poudre préparée de certain membre d'un cerf, d'une baleine, d'un taureau, sont aussi un grand spécifique. D'autres ne promettent pas peu d'une bastonnade vigoureuse dans les épidémies dyssentériques. Quelques-uns vantent l'arrière-faix desséché d'une jument; quelques autres un bonnet de poil ou un soulier brûlé. Nos habiles routiniers, ces gens d'une si profonde méditation, nous préconisent un linge imbibé de la sueur d'un malade dyssentérique au moment de la mort, et appliqué sur le derrière du malade que l'on veut guérir (1).

Nos médecins rient sans doute, aussi-bien que moi, de ces misères qui feroient honte à notre art, si les principes n'en étoient tout contraires à ces ignorantes manœuvres. Ces spécifiques ne pouvoient donc devenir que très - dangereux dans les mains de la foule des chirurgiens et des médecins de campagne, par les raisons que M. Rahn dit que son Traité de la Dyssenterie l'est, puisque ces gens-là sont trop ignorans pour choisir ceux de ces spécifiques qui sont ou absolument sans vertu, ou décidément nuisibles, ou de pures chimères.

____

(1) On ne peut voir sans étonnement le savoir et l'inconséquence d'Etmuller. Il n'est pas d'absurdités et de rêveries que ce médecin n'adopte. Les spécifiques dont on vient de parler, et nombre de plus ridicules encore et de plus dangereux, font presque tous le fatras des remèdes qu'il a rassemblés au chapitre de la dyssenterie dans sa Médecine-Pratique. Faut-il donc rêver pour se faire un nom en médecine?

FIN.

TABLE DES MATIÈRES

CONTENUES DANS CE VOLUME.

D

E

G

H

I

L

M

FIN DE LA TABLE.